中国医学临床百家

王 康／著

# 视网膜静脉阻塞的精准诊治
# 王康 2019 观点

科学技术文献出版社
SCIENTIFIC AND TECHNICAL DOCUMENTATION PRESS

·北京·

**图书在版编目（CIP）数据**

视网膜静脉阻塞的精准诊治王康2019观点 / 王康著. —北京：科学技术文献出版社，2019.3（2020.1重印）

ISBN 978-7-5189-5115-4

Ⅰ.①视… Ⅱ.①王… Ⅲ.①视网膜疾病—诊疗 Ⅳ.① R774.1

中国版本图书馆 CIP 数据核字（2019）第 016147 号

## 视网膜静脉阻塞的精准诊治王康2019观点

| | | | |
|---|---|---|---|
| 策划编辑：蔡 霞 | 责任编辑：蔡 霞 | 责任校对：文 浩 | 责任出版：张志平 |

出 版 者 科学技术文献出版社

地 址 北京市复兴路15号 邮编 100038

编 务 部 （010）58882938，58882087（传真）

发 行 部 （010）58882868，58882870（传真）

邮 购 部 （010）58882873

官 方 网 址 www.stdp.com.cn

发 行 者 科学技术文献出版社发行 全国各地新华书店经销

印 刷 者 北京虎彩文化传播有限公司

版 次 2019 年 3 月第 1 版 2020 年 1 月第 3 次印刷

开 本 710×1000 1/16

字 数 60千

印 张 7 彩插6面

书 号 ISBN 978-7-5189-5115-4

定 价 88.00元

# 序
## Foreword

韩启德

欧洲文艺复兴后，以维萨利发表《人体构造》为标志，现代医学不断发展，特别是从 19 世纪末开始，随着科学技术成果大量应用于医学，现代医学发展日新月异，发生了根本性的变化。

在过去的一个世纪里，我国现代化进程加快，现代医学也急起直追。但由于启程晚，经济社会发展落后，在相当长的时期里，我国的现代医学远远落后于发达国家。记得 20 世纪 50 年代，我虽然生活在上海这个最发达的城市里，但是母亲做子宫切除术还要到全市最高级的医院才能完成；我患猩红热继发严重风湿性心包炎，只在最严重昏迷时用过一点青霉素。20世纪60—70年代，我从上海第一医学院毕业后到陕西农村基层工作，在很多时候还只能靠"一根针，一把草"治病。但是改革开放仅仅30多年，我国现代医学的发展水平已经接近发达国家。可以说，世界上所有先进的诊疗方法，中国的医生都能做，有的还做得更好。更为可喜的是，近年来我国医学界开始取得越来越多的原创性成果，在某些点上已经处于世界领先地位。中国医生已经不再盲从发达国家的疾病诊疗指南，而能根据我们自己的经验和发现，根据我国自己的实际情况制定临床标准和规范。我们越来越有自己的东西了。

要把我们"自己的东西"扩展开来，要获得越来越多"自己的东西"，就必须加强学术交流。我们一直非常重视与国外的学术交流，第一时间掌握国外学术动向，越来越多地参与国际学术会议，有了"自己的东西"也总是要在国外著名刊物去发表。但与此同时，我们更需要重视国内的学术交流，第一时间把自己的创新成果和可贵的经验传播给国内同行，不仅为加强学术互动，促进学术发展，更为学术成果的推广和应用，推动我国医学事业发展。

　　我国医学发展很不平衡，经济发达地区与落后地区之间差别巨大，先进医疗技术往往只有在大城市、大医院才能开展。在这种情况下，更需要采取有效方式，把现代医学的最新进展以及我国自己的研究成果和先进经验广泛传播开去。

　　基于以上考虑，科学技术文献出版社精心策划出版《中国医学临床百家》丛书。每本书涵盖一种或一类疾病，由该疾病领域领军专家撰写，重点介绍学术发展历史和最新研究进展，并提供具体临床实践指导。临床疾病上千种，丛书拟以每年百种以上规模持续出版，高时效性地整体展示我国临床研究和实践的最高水平，不能不说是一个重大和艰难的任务。

　　我浏览了丛书中已经完稿的几本书，感觉都写得很好，既全面阐述了有关疾病的基本知识及其来龙去脉，又介绍了疾病的最新进展，包括笔者本人及其团队的创新性观点和临床经验，学风严谨，内容深入浅出。相信每一本都保持这样质量的书定会受到医学界的欢迎，成为我国又一项成功的优秀出版工程。

　　《中国医学临床百家》丛书出版工程的启动，是我国现代医学百年进步的标志，也必将对我国临床医学发展起到积极的推动作用。衷心希望《中国医学临床百家》丛书的出版取得圆满成功！

　　是为序。

# 作者简介

Author introduction

　　王康，医学博士。首都医科大学附属北京友谊医院眼科主任医师、副教授、硕士研究生导师。2005 年入选北京市科技新星，2011 年入选北京市"十百千"卫生人才培养"百"人项目，北京市卫生系统第四批 215 高层次人才。北京医学会眼科学分会青年委员、工作秘书；中国中西医结合学会眼科专业委员会委员；北京医师协会眼科学分会眼底病学组委员；欧美同学会医师协会眼科学分会会员。

　　从事眼底病研究近 20 年，着重于各种缺血性眼病，包括视网膜静脉阻塞、糖尿病视网膜病变、老年黄斑变性及眼缺血综合征的基础和临床研究。2015 年 6 月—2016 年 5 月赴美国加利福尼亚大学洛杉矶分校 Doheny 眼科研究所学习，师从著名眼科专家 Sadda 教授，主要学习眼科精准医疗，特别是视网膜超广角多模态成像相关知识。2016 年 7—9 月任国家卫生和计划生育委员会"健康快车"贵州安顺站医务处主任。2016 年 8 月入选援黔专家团第一批核心专家成员。

作为负责人主持国家自然基金1项，北京市科学技术委员会及北京市卫生局课题6项，参与其他课题3项。以第一作者或通讯作者发表眼科学术论文30余篇，其中包括"IOVS""AM J Ophthalmology""Acta Ophthalmologica"等十余篇被SCI收录。获实用新型专利2项。

# 前 言

Preface

视网膜静脉阻塞是仅次于糖尿病视网膜病变的常见视网膜血管疾病，可严重威胁患眼视力，影响患者生活质量。视网膜静脉阻塞疾病的发生大部分与糖尿病、高血压、高血脂等原因有关。随着我国人民生活水平的提高及生活行为方式的转变，此类疾病发病率明显增高。

关注视网膜静脉阻塞的危险因素及其防控措施，是眼科医生义不容辞的责任。眼科医生需要与基层医院和社区服务中心的全科医生密切配合，对视网膜静脉阻塞的潜在风险因素进行管理，包括个体化全身血压、糖尿病，以及青光眼和眼压的控制；提高内科医生和家庭医生对视网膜静脉阻塞患者心血管疾病并发症风险的认识水平；通过建立合理的分级诊疗制度和转诊途径，有效治疗有可能造成视力丧失的视网膜静脉阻塞患者，尽量减轻可能对视力和（或）视力相关的生活质量造成负面影响的治疗不良反应；同时，在永久性视力损害时提供视觉康复服务。

在中国，精准医疗产业的发展已经上升成了国家层面推动和市场力量主导的一个新兴行业。预测性、预防性、个体化、参与性的医学将替代传统以治为主的诊疗方式。尽管视网膜静脉阻塞从 1855 年开始就被认识并逐渐熟知，但其病理机制、细化分型及处置方法仍存在许多争议。早期发现、合理治疗，在各种眼科设备（如 OCT、彩色眼底照相、荧光血管造影）的引导下，辅助以抗 VEGF 等新型药物，才能对视网膜静脉阻塞进行精准治疗，获得较好的治疗效果。同时，积极学习国内外先进技术，建立读片中心制度，联合人工智能筛查方法，精耕细作；通过建设数据管理平台，将原始数据、重要特征量及医疗领域需要的标签信息统一管理。顺着这两个思路，从数据储存、处理、共享、整合，分析得出具有医学诊疗意义的信息，最终达到精准诊治视网膜静脉阻塞的目的。

本书的完成有赖于团队的帮助，感谢我科领导王艳玲教授长期对我的鼓励与支持，并对许多病例和医学观点提出宝贵意见；李红阳、李爽、王薇等同事为本书的内容扩展付出了辛勤的努力，提供了宝贵的病例和长期研究的个人观点；我的学生田梦、王敬敬、郎需强帮助我完成了病例的搜集及文稿整理工作，在此表示特别感谢。

同时感谢科学技术文献出版社及编辑的无私帮助。

由于个人知识及能力所限，不足之处在所难免，恳请广大读者斧正。

王康

# 目 录
Contents

# 视网膜静脉阻塞是全身系统性疾病在眼部的反应

视网膜静脉阻塞（retinal vein occlusion，RVO）是仅次于糖尿病视网膜病变（diabetic retinopathy，DR）的常见视网膜血管疾病，关于 RVO 的患病率报道多来自于医院临床病例资料，以人群为基础的报道较少。前者报道 RVO 的患病率为 1.5%，后者为 0.6%～1.6%。这些研究的共同特点是样本量相对较小。我国的 RVO 流行病学研究以北京眼病研究最具代表性，此研究表明，视网膜分支静脉阻塞（branch retinal vein occlusion，BRVO）、视网膜中央静脉阻塞（central retinal vein occlusion，CRVO）的发病率分别为 1.2% 和 0.12%。

与其他部位血栓形成过程相似，凡能引起血流改变、血管内皮损伤和血液高凝状态的高血压、糖尿病和血脂异常等系统性疾病或状态均为 RVO 的潜在诱发因素。中国糖尿病患病人数已居全球第一，达 1.09 亿；目前高血压在中国也处于井喷式地增长。

国家心血管病中心发布的《中国心血管病报告 2017》估算，我国心血管病患病人数已达 2.9 亿，就死因构成分析而言，目前心血管病死亡占居民疾病死亡构成的 40% 以上，高于肿瘤及其他疾病。所以，眼科医生需对诱发 RVO 的局部和全身风险因素进行识别和关注。

## *1.* RVO 的发生与全身危险因素有关

（1）年龄

年龄增加是目前较为公认的 RVO 发病危险因素。RVO 患病率随年龄增长而逐渐增加，性别之间无显著差异。研究显示，50% 的 RVO 患者年龄在 65 岁以上，而 CRVO 患者 90% 年龄在 50 岁以上。随着中国老龄化社会的到来，这一数字可能有所增加。

（2）性别

有关报道表明，男性比女性更有可能诊断出 CRVO，这可能与基因和激素性别差异或男性更高的动脉粥样硬化的发病率有关。

（3）心血管疾病和动脉粥样硬化

动脉粥样硬化是 RVO 的重要风险因素。研究表明，与动脉粥样硬化有关的高血压、糖尿病和高脂血症等风险因素也与 RVO 的发生和发展有关。吸烟被证明与 RVO 相关。此外，RVO 的发生与卒中、心肌梗死和心力衰竭等心血管疾病的诱发因素有关。因此，上述疾病的治疗和控制对于控制 RVO 的发生和复发具有重要意义。

众所周知，高血压会加速视网膜中央动脉硬化，这可能会挤压邻近位于筛板内的视网膜中央静脉，造成血液湍流和血栓。无论有无伴随系统性并发症出现，高血压引起的动脉结构改变都使RVO 的发病危险增加。有研究表明，在控制高血压和高脂血症等危险因素后，发现只有伴随系统性并发症的糖尿病患者，RVO 发病危险才会明显增加。一项荟萃分析显示，48% 的 RVO 归因于高血压，20% 归因于高脂血症，5% 归因于糖尿病。

（4）血液高凝状态

血液高凝状态是血栓形成的一个重要因素，但口服抗凝药不仅对视力恢复无明显帮助，反而可能出现不良反应。

原发性血液高凝状态可由抗凝血酶Ⅲ，蛋白 C、蛋白 S 缺乏，leiden V 因子增多导致抗蛋白 C 活性增强等因素所致。获得性血液高凝状态则可由抗磷脂抗体（如狼疮抗体、抗心磷脂抗体等）增多所致，后者对预测 RVO 有一定作用，有必要对其进行筛查，特别是对于无明显诱因或年轻的 RVO 患者，增加了发现真正病因的概率。抗磷脂抗体综合征的首发症状可能为 RVO。此外，这类患者或发生系统性红斑狼疮。

血清同型半胱氨酸水平增高是导致血液高凝状态的重要因素，也是静脉血栓形成及心血管疾病发生的重要危险因素，可因先天性相关代谢酶类缺乏所致，也可由环境因素引起。在年龄＜ 70 岁的患者中，同型半胱氨酸水平高于 15μmol/L 患者 RVO

发生的危险性明显增高，因此有学者认为其可能与 RVO 的发生存在一定的关系。低龄 RVO 患者（年龄＜40 岁）其 RVO 的发生或与使用口服避孕药有关。

（5）脑脊液压力

脑脊液压力增高往往伴随着动脉血压和视网膜静脉管径增加，且与 RVO 发生有关。RVO 较多发现于早晨，这可解释为卧位睡眠时静水压增高，容易在筛板处发生血栓。黄斑区脉络膜厚度在夜晚和清晨会比下午略有增厚，这与脑脊液压力的相应变化一致。由于视网膜中央静脉和涡静脉同时经眶上静脉回流至颅内，提示脑脊液压力可能与脉络膜厚度呈正相关，但慢性 RVO 的脉络膜变化与脑脊液并无相关性。

（6）呼吸睡眠暂停综合征

呼吸睡眠暂停综合征可增加 RVO 的发生概率，这可以从以下方面阐释：夜间低氧和高碳酸血症，呼吸困难，胸腔、血压和颅内压增高，氧化应激及高凝状态都容易出现在伴有呼吸睡眠暂停综合征的患者，控制此病也可同时减少心脑血管疾病的发生。

## 2. 局部危险因素影响 RVO 的疾病进程

关于青光眼、高眼压症患者 CRVO 患病率增高已得到证实，认为可能是由于机械压迫及随之发生的血管内膜增生导致了视网膜血管壁的结构改变，从而导致了 RVO 的发生。眼内压升高是 RVO 的主要眼部诱发因素，与眼压升高相关的开角型青光眼和高眼压症均与 CRVO 和 BRVO 的疾病进程有关，目前没有证据表明 RVO 形成后降眼压药物能够起到提高治疗预后效果的作用；另外 RVO 的形成可使升高的眼内压降至正常水平，对青光眼进行治疗可起到预防 RVO 形成的作用。

关于远视、眼轴长短与 RVO 的相关性目前尚存在争议。此外，眼部血管灌注压下降、球后压迫、局灶性动脉狭窄和局部动静脉狭窄是与 RVO 有关的局部风险因素。

## *3.* 不能忽视其他因素对 RVO 的影响

血管阻塞性疾病与环境因素的相关性。脑卒中、缺血性心肌病等血管阻塞性疾病与环境温度之间的相关性已得到证实。作为一种特殊类型的血管阻塞性疾病，RVO 与环境温度、季节之间的关系在各研究中结论不尽一致。

关于各种族间 RVO 患病率是否具有差异目前尚存在争议。Rogers 等的研究认为亚洲人群（0.57%）及西班牙人群（0.69%）中 RVO 患病率较高，而白种人患病率最低（0.37%）。另外，黑人可能是一个社会人口风险因素。因样本量的限制、入选标准之间的差异，目前各研究间数据的可比性有待考证。

低血压、严重脱水、口服药物（如伟哥或紧急避孕药）引起的血流缓慢可能会导致 RVO；外伤、精神紧张或严重疲劳也是 RVO 的诱发因素。

家庭净资产＞500 000 美元的人群相比净资产＜25 000 美

元的人群，CRVO 风险下降。这或许与前者可能会获得更好的医疗保健，不同的生活方式，或在较富裕的群体有更好的降糖、降脂、降压药物治疗依从性等有关。

## 4. 视网膜静脉阻塞发生对心脑血管疾病、死亡率的预测价值

研究表明，规律运动、饮酒适度及血浆高密度脂蛋白含量增加是减少 RVO 发病的重要因素，而高血压、高脂血症、糖尿病、男性、高体重指数、吸烟史、雌激素应用史等是 RVO 致病的重要危险因素。导致 RVO 发生的系统性因素（如高龄、高血压、糖尿病、肥胖等）同时也是心脑血管疾病（如冠心病、脑卒中等）的危险因素。关于 RVO 与心脑血管疾病之间存在着怎样的相关性，目前尚未能确定。一项英格兰回顾性大型队列随访研究，最终分析了 549 例已确诊的 RVO 患者的数据，平均随访观察 9 年，结果发现 95 例患者在期间死亡。将 RVO 患者的死亡原因与当地（西米德兰兹郡）居民死亡流行病学数据比较之后发现，RVO 患者因心肌梗死死亡的比例明显高于当地平均水平（$P < 0.05$）。因脑血管意外死亡的 RVO 患者也高于当地平均水平，但差异不显著。

虽然 RVO 与全身各种疾病有千丝万缕的联系，但对于大多数 RVO 患者而言，过度的实验室检查要尽量避免，要有针对性地选择需要筛查的患者。

# 视网膜静脉阻塞的临床特征

突发单眼视力下降是静脉阻塞的主要症状，有些患者诉清晨起床时发觉一眼视力下降，可能与夜间血压降低时易形成血栓有关。分支静脉阻塞发生在颞侧视网膜静脉累及黄斑时，有同样的视力障碍症状，但如病变在鼻侧，可能就不会引起患者注意。同样的道理，累及黄斑小分支的静脉阻塞易被发现而会及早就医。

## 5.RVO 阻塞部位决定了其表现不同

RVO 根据阻塞部位可分总干、半支、分支及黄斑小分支阻塞 4 种。总干静脉阻塞发生在筛板或筛板后，该区外受秦氏环的制约，内又有巩膜筛板的限制；加上动脉、静脉处在同一个纤维鞘膜内，硬化的动脉易施压于邻近的静脉使其管腔变窄，血流迟缓而产生涡流，从而损伤血管内皮细胞，在此基础上产生血栓，阻塞静脉血流。90% 半支静脉阻塞（hemiretinal vein occlusion, HRVO）发生在视盘处，影响了上方或下方静脉回流，其余是因为视网膜中央静脉分为两支，所以也成为半侧中央静脉阻塞（hemi-central retinal vein ocdusion，hemi-CRVO）；分支静脉阻塞（branch retinal vein occlusion，BRVO）发生于动静脉交叉点，动静脉处于同一鞘膜中，且动脉常位于静脉上方，可压迫静脉致阻塞。

RVO 的体征极为典型，总干静脉阻塞有视盘轻度水肿，静脉扭曲、扩张，以及遍布 4 个象限的视网膜出血及水肿。出血大多数位于视网膜浅层，呈条形或火焰状，但代表视网膜深层出血的圆点或斑片状亦不少见。视网膜水肿累及黄斑区时明显影响视力，是需要治疗的主要指征。除出血外，后极视网膜上还常见到白色的，棉绒斑及硬性渗出。半支静脉阻塞的眼底图像与总干相同，但病变仅见于上半或下半视网膜；在视网膜上，多数位于动静脉的第一个交叉处；分支静脉阻塞只有约 1/4 的视网膜受累。黄斑小分支阻塞，受累范围更小，仅限于供给黄斑的某一小分支范围内。

## 6. 细化分型是 RVO 进一步精准诊疗的需要

CRVO 和 hemi-CRVO 表现相似，常与青光眼有关，容易并发虹膜和房角新生血管，从而继发新生血管性青光眼。BRVO 和 HRVO 表现相似，与 hemi-CRVO 的显著差异是在阻塞点处形成侧支循环，二者都容易继发视网膜新生血管。总干静脉阻塞通常通过视盘上的侧支血管，将视网膜血流引入脉络膜循环。

即使是同为 BRVO，也有两种截然不同的临床表现形式，即主干型 BRVO 和黄斑型 BRVO。主干型 BRVO 定义为眼底 4 条主要分支静脉中的其中一条阻塞，包括整条视网膜分支静脉阻塞一直延伸到周边视网膜；黄斑型 BRVO 定义为黄斑区的视网膜静脉发生阻塞。主干型 BRVO 比黄斑型 BRVO 的水肿更为明显，有更为明显的黄斑部浆液性视网膜脱离发生率、视网膜前膜、浆液性视网膜脱离、静脉鞘和视盘苍白萎缩可能，脂质沉积发生率也远高于黄斑型 BRVO。视网膜和视盘新生血管主要发生在主干型 BRVO，而且主干型 BRVO 比黄斑型 BRVO 的自然缓解时间更长。对 RVO 细化分型有助于进一步的精准诊疗。

## 7. RVO 按缺血严重程度分型对疾病预后有重要意义

依据阻塞的完全或不完全，以及动脉血供情况，RVO 分为非缺血与缺血两型，前者预后好于后者。荧光血管造影（fundus fluorescein angiography，FFA）可以根据视网膜上的毛细血管无灌注区域，判断静脉阻塞是否为缺血型或非缺血型。中央静脉阻塞无灌注区达到或超过 10PD，分支静脉阻塞达到或超过 5PD，均属于缺血型，非缺血型预后好于缺血型。另外，眼科医生通过 FFA 检查可明确治疗方案，如激光光凝手术方式和时机等；FFA 检查有助于对 RVO 动态发展情况和程度的了解，但这两型不是截然分开的，并非绝对的，有时非缺血型可发展为缺血型，而且有的病例表现处于二者之间。

Hayreh 等观察 1090 例 RVO 患者，发现全身系统性疾病与 RVO 的类型有关。与 CRVO、HRVO 相比，BRVO 患者中存在或发生动脉性高血压、外周血管疾病、静脉疾病、消化道溃疡、脑血管疾病者较多。CRVO 与 HRVO 的上述病变之间差异无显著性。与非缺血型相比，缺血型 CRVO 患者中存在动脉性高血压、糖尿病病史者较多。与黄斑区分支静脉阻塞相比，大静脉分支阻塞者缺血性心脏病的患病率较高。

## 8. 年轻 RVO 患者的特点应得到高度关注

在老年人中，CRVO 大多由于动脉硬化压迫静脉形成血栓阻塞，高血压是 CRVO 的主要因素。在年轻 RVO 患者中，可能是由于炎症和凝血状态异常造成的。评价包括血小板异常、抗凝血酶Ⅲ减少、冷沉淀纤维蛋白原血症、贫血、红细胞增多症、白血病、多发性骨髓瘤。其他可能引起年轻患者 RVO 的疾病（如偏头痛、胶原血管病），药物使用（口服避孕药、利尿剂和拟交感神经药物），以及青光眼、外伤和视网膜血管炎等眼部疾病。所以，眼科医生与全科医生合作对高危人群进行系统体检。视网膜中央静脉阻塞的年轻人可以发生在一个眼部和全身健康的患者，这一类型 RVO 发病症状较轻，称为视乳头炎。

在年轻患者中，CRVO 的预后要好于老年患者。二者之间有明显的差异：

（1）年轻 CRVO 患者（< 50 岁）的临床表现和最终视力预后好于较年长患者（> 50 岁）。据报道，只有18% ~ 20% 的患者是缺血型 RVO，而大部分由高凝血状态引起的 CRVO 通常是非缺血型的。在这些非缺血型患者中，只有不到20% 的患者可能向缺血型转化，而这一比例与老年人相比要小得多。

（2）年轻患者发病时囊样黄斑水肿（CME）的比例较低，并且中央黄斑厚度更薄，但对侧眼发生 CRVO 的比例在二者间没有显示出差异；年长患者即使进行了干预，视力仍有所下降。这可能与年轻患者可能有更强的生理储备来抵御 CRVO 所造成的损伤有关。

（3）未来对年轻与年长 CRVO 患者进行比较的前瞻性研究可能会进一步阐明 CRVO 的病理生理改变和视力预后。

# 精准诊治视网膜静脉阻塞是临床医学发展的体现

在中国，精准医疗产业的发展已经上升成了国家层面推动和市场力量主导的一个新兴行业。预测性、预防性、个体化、参与性的医学将替代传统以治为主的诊疗方式。建立读片中心制度，基于多种崭新的多模态成像技术，联合人工智能筛查方法；建设数据管理平台，将原始数据、重要特征量及医疗领域需要的标签信息统一管理。从数据储存、处理、共享、整合到分析得出具有医学诊疗意义的信息，最终达到精准诊治视网膜静脉阻塞的目的。

## 9. 了解视网膜静脉阻塞的自然病程及预后是明确诊治疗效的基础

RVO 的自然病程可以通过视力、光学相干断层成像（OCT）和视野的监测观察病情的发展和转归。

　　Rogers 和 McIntosh 等对涉及 BRVO 及 CRVO 自然病程的文献进行了回顾分析。其中 BRVO 基线状态下双眼发病者占 5%～6%，而约 10% 的单眼发病患者在随访过程中对侧眼发生 RVO。患眼基线视力多在 20/40～20/200，不进行任何干预治疗下视力多自行提高，发病后 3 个月之内平均视力提高 1 个字母，18 个月后提高 15 个字母，其中 1/3～3/4 的患眼视力提高 2 行或 2 行以上，然而，极少患眼视力能提高至 20/40 或更好。发病后 1 年内，基线状态下存在黄斑水肿的患者中，18%～41% 自行吸收，但基线状态无黄斑水肿的患者中 5%～15% 出现了黄斑水肿，未见有价值的关于 BRVO 继发新生血管或新生血管性青光眼的报道。

　　对于 CRVO 患眼，则通常表现为突发的单眼无痛性视力下降。根据荧光素眼底血管造影表现，将毛细血管无灌注区＞10 个视盘直径者称为缺血型，反之，则为非缺血型，又称灌注型。CRVO 的类型不同，视力下降的严重程度也存在差异。CRVO 报道中，基线状态下所有患眼视力均低于 20/40，非缺血型患眼平均视力为 31 个字母，缺血型 CRVO 患眼平均视力为 9 个字母。随访过程中不接受任何治疗，几乎所有 CRVO 患眼视力均逐渐下降。与非缺血型相比，缺血型 CRVO 患眼视力下降更为明显。平均随访 3 年，约 34% 的非缺血型 CRVO 患眼转化为缺血型 CRVO。在随访过程中，至少 23% 的缺血型患眼在发病 15 个月内发生了新生血管性青光眼。非缺血型患眼中新生血管性青光眼较少发生，约30%的患眼黄斑囊样水肿自行消退，预后相对较好。

## *10.* NP 区自然演变及抗 VEGF 治疗后 NP 区的变化需要动态观察

视网膜无灌注（non-perfusion，NP）区特别是后极部 NP 区与视力的预后密切相关，自然病程中的 NP 区再灌注只有个别报道，而且只针对小范围的 NP 区。激光治疗通过减少病损区的细胞重建氧耗平衡，但考虑到这是一种破坏性治疗，可以导致永久性视野缺损，并不是最理想的治疗手段。通过治疗可能会帮助 NP 区的毛细血管重新灌注，但 NP 区自然演变及经过治疗后的 NP 区变化需要动态观察。

有报道静脉管腔内注射蛋白 C 激活物可以减少 NP 区，但其机制尚未明确，更多的研究是基于抗血管内皮生长因子(VEGF)后的 NP 区变化。目前 RVO 的一线治疗是玻璃体腔注射抗 VEGF 药物，尽管抗 VEGF 治疗取得了公认的效果，但仍有一些问题有待解决。其中，全身应用抗 VEGF 药物可以导致血管阻塞事件的发生，如中风等。

眼内应用是否也会引起同样问题仍存在争论。Papadopoulou 等提出抗 VEGF 治疗引起终末小动脉的挛缩，有潜在加重视网膜缺氧的可能，但他们并没有定量测量由此发生的 NP 区变化。缺氧动物模型实验也证实药物应用加重了毛细血管闭锁的严重程度。Kim 也报道一例抗 VEGF 治疗后的 NP 区扩大，病情加重的病例。NP 区的恶化猜想与以下几个原因有关：第一，RVO 的自然病程中，6 个月内有 13.2% 的患者会由非缺血型 RVO 转变为缺血型，NP 区的变化可能是由于疾病自身的演变；第二，RVO 发生时 VEGF 升高，有助于形成侧支循环或毛细血管重建，而抗 VEGF 药物的使用突然阻断了这一过程，暂时加重了视网膜缺血；第三，眼内注药时眼内压的变化可能也是加重视网膜缺血的诱因。

有报道，抗 VEGF 治疗后视网膜 NP 区无明显变化。Mir 等的前瞻性研究，他们通过超广角造影，比较了雷珠单抗对 NP 区的影响。他们提出，药物可以改善 NP 区或至少延缓 NP 区的进展。抗 VEGF 每月应用与 PRN 治疗方案对 NP 区预后的影响也有不同。超广角引导下的周边激光光凝可能对延缓 NP 区进展，减少抗 VEGF 应用频率有一定帮助。由此，进一步提出了超广角成像联合靶向激光光凝（targeting retinal photocoagulation，TRP）的理念。在 Campochiaro 等的一项研究中，利用超广角造影，观察 RVO 患者抗 VEGF 后 NP 区的变化。在与对照组的比较中，抗 VEGF 治疗组经过 6 个月，周边无灌注区的比例对照为 82% *vs.* 67%，而且 NP 区再灌注的比例为 8% *vs.* 1%；另外一项研究也提出抗 VEGF 治疗可以减少 1PD 左右的 NP 区。这又提出另外一个问题，即何时进行视网膜周边靶向激光治疗，这一切都需要高质量的大样本、前瞻性研究加以证实。

## *11.* 超广角成像技术为 RVO 治疗赋予新理念

2004 年，Friberg 和 Forrester 首次描述欧堡全景 200Tx 激光扫描眼底成像系统（Optos 200Tx）后，超广角荧光素眼底血管造影（UWFA）已被证明是一种可靠的视网膜评价方法。Optos 200Tx 操作简单，检查时无须散瞳和使用接触镜，单张图像即可覆盖 82% 的视网膜；其后出现的海德堡"天幕"超广角血管造影（UWF）系统是对此类设备的又一技术突破。虽然在图像上海德堡"天幕"UWF 显示的面积略小于 Optos 200Tx，但周边部视网膜图像清晰程度较 Optos 200Tx 高，大大降低了超广角图像周边部扭曲失真的程度，并且在拍摄条件上海德堡"天幕"UWF 的要求低于 Optos 200Tx，既往研究发现，约 10% 的 UWFA 图像由于拍摄质量问题不能使用。

在过去的十余年，UWFA 在视网膜疾病的诊断和治疗中已经展现出其优势，可以观测到既往观测不到的眼底盲区，对许多眼底疾病如糖尿病视网膜病变（DR）、视网膜静脉阻塞（RVO）、葡萄膜炎等累及眼底周边部的血管性疾病的筛查及诊断、分期、治疗和随访具有重要意义。

Optos 200Tx 具有红（633 nm）、绿（532 nm）、蓝（488 nm）3 种波长激光，由于红绿激光在进入眼前节时可以减少散射，因此对一定程度屈光间质欠清晰的患眼也能得到相比于传统 FFA 更清晰的图像。除 FFA 外，Optos 200Tx 还可以进行眼底自身荧光（UWFA-AF）的拍摄。海德堡"天幕"UWA 则是在 Optos

200Tx 基础上增加了吲哚青绿血管造影（UWF-ICGA）功能。由于 UWFA 将整个立体球形眼底图像转化为二维平面椭圆形图像，故对视网膜周边部存在图像放大效应，导致周边部视网膜图像出现扭曲变形，并且对部分病灶细节的显示仍不如传统 FFA。因此，临床上应根据不同需求灵活选择 FFA 检查方式。UWFA 有效地提高了眼科临床检查能力，对于传统 FFA 不能观察到的盲区可以清晰显示，对周边部视网膜的观察研究有助于更好地认识疾病，从而为早期、精准地治疗眼底血管性疾病提供了技术保障，未来 UWFA 在视网膜疾病早期筛查诊断及治疗中将发挥巨大作用。但对于如何优化 UWFA 引导下的眼底血管性疾病精准治疗，仍需要大量的研究加以探索。

传统荧光素眼底血管造影（FFA）一次检查仅能观察 30°～50°范围眼底，对于周边视网膜的观察只能通过多次拍摄后期拼图实现。眼底血液循环是一动态过程，多次拍摄存在时间上的延迟，且对操作者在技术上具有较高的要求。因此，传统 FFA 对眼底血液循环状态及眼底结构的观察存在一定的局限性。超广角 FFA（UWFA）一次成像即可观察 200°范围图像，可以清晰显示眼底周边部病变特征（图 1）。UWFA 技术可以更加全面展现 RVO 导致的缺血性视网膜病变全貌特征，指导 RVO-ME 的治疗。由于视网膜血管枝状分布特点，RVO 的 NP 区常呈扇状和（或）环状位于周边部视网膜。Tsui 等对 69 只 RVO 患眼进行长达 39 个月的观察，发现缺血指数是 RVO 患者病情发展及合并严重并发症的一项预测因子，同时发现伴有新生血管的 RVO 患眼的视网膜 NP 区面积明显大于不伴有新生血管的 RVO 患眼。Singer 等对 32 只 RVO 患眼的观察发现，视网膜 NP 区面积在黄斑水肿发生时扩大，黄斑水肿减退时缩小。这与在 DR 患者中观察到的结论一致，进一步证实周边部视网膜 NP 区和新生血管与黄斑水肿的发生存在密切关系，也证实了周边部视网膜病变在 RVO 病变进展中的重要性。

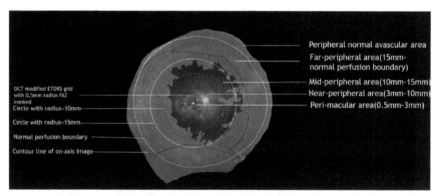

图 1 超广角荧光血管造影的视网膜分区（彩图见彩插 1）

## 12. 房水检测有助于明确 RVO 病因及缺血严重程度

既往研究表明，RVO 患者眼部处于不同程度的缺氧状态，而这种变化源于视网膜周边大量视网膜非灌注区的存在，其严重程度可表现为眼内液中 VEGF 和各种炎性因子水平均增高。获取眼内液样本进行精准测量对于评价疾病的严重程度及其预后，或者辅助制定个体化治疗方案有重要意义。例如，房水中以炎性因子水平升高为主，可以考虑糖皮质激素治疗为主；反之，则侧重于抗 VEGF 治疗。如果有必要还可以在房水检测的指导下，进行联合治疗。与获取玻璃体液相比，房水的获取更加简单，也更具操作性。

但房水和玻璃体液内的 VEGF 和其他炎性因子的浓度有何关联。Noma 等的研究结果提供一些线索，房水和玻璃体液中的 VEGF 和 IL-6 表达显著相关，并且平均水平为玻璃体内的浓度要稍高。在 24 只眼中，仍有 9 只眼为房水中的浓度较高，推测这可能与不同部位的 VEGF 的蛋白表达亚型不同有关；研究还发现，VEGF 和 IL-6 的浓度与视网膜 NP 区大小（即视网膜缺血的严重程度）和黄斑水肿的严重程度有关，而黄斑水肿和新生血管性青光眼正是 RVO 视力丧失的两个主要原因。

Jung 等的研究发现，BRVO 的各种炎性因子和 VEGF 的水平一般低于 CRVO，这与普遍认识的 CRVO 缺血 NP 区和黄斑水肿（macular edema，ME）一般较 BRVO 更重的临床现象一致。眼内液中的 VEGF 和各种炎性因子的浓度与血浆中的浓度无显著相关，这又提示各个指标的改变主要为眼内的局部病变所致，从另一角度说明眼内液检测的重要性。

# *13.* 脉络膜厚度和脉络膜指数检测对预测 RVO 的预后有重要意义

脉络膜作为视网膜外层、筛板前视神经的主要供血结构，具有重要的生理意义，并可能参与多种眼部和全身疾病的病理过程。脉络膜厚度的变化可直观地反映其组织结构及功能的异常，从而推断脉络膜结构与相关疾病的联系。脉络膜至少有 4 种生物学功能：①血管组织供养视网膜外层 1/3；②通过调控脉络膜血流可调节视网膜温度；③在发育阶段分泌生长因子，调节血管生成及巩膜生长；④通过脉络膜厚度变化调节视网膜的位置，改变视光细胞的焦点平面。长期病理情况下可出现高渗漏状态，使脉络膜厚度缓慢增加。脉络膜厚度也可在应激情况下迅速增加。

（1）脉络膜结构的重要意义

脉络膜是眼球血液循环最丰富的组织，为全身血管最为密集的部位，其血流量占整个眼部血流的 70% 左右，为视网膜外层、虹膜、睫状体的主要供血来源。由于在组织解剖上黄斑中心凹并不存在血管组织，而且该区域光感受器细胞在整个视网膜最为密集、代谢需求旺盛，所以，脉络膜血液循环成为外层视网膜尤其黄斑区营养物质代谢交换的最为重要的组成部分。此外，脉络膜有眼部温度调节作用，脉络膜含丰富的黑色素，起眼球遮光和暗房的作用。任何对脉络膜脉管循环系统正常功能的损伤都可能直接影响黄斑区，其改变可能直接和（或）间接参与了许多眼底疾病的发生和发展，导致患者视力下降、眼底黄斑水肿、渗出等症状及临床表现。既往由于检测技术的落后，活体脉络膜结构的检查一直是眼科临床评估的"盲区"。

（2）科技的进步提高了仪器检测脉络膜的"可视性"

常用的脉络膜形态结构检测手段包括吲哚青绿造影术（indocynine angiography，ICGA）、激光多普勒血流仪和超声波三种。ICGA 的缺点是无法显示脉络膜立体结构，激光多普勒血流仪可以监测脉络膜微循环系统的血液灌注量，但缺点是针对疾病诊断用途有限，超声波的缺点在于图像分辨率较低。光学相干断层成像（optical coherence tomography，OCT）是使用近红外光扫描，对眼透光组织作断层扫描，利用光对眼组织内部的微观结构产生高分辨率的横断面层析成像的光学诊断技术。它已用于多种眼底疾病的检查、诊断和随访。OCT 成像原理是将光源发出的光线分为两束，利用两束反射光发生干涉作用，由于组织性状的不同，反射回来的光信号也不同。这些光信号经过计算机处理，通过比较分析反射波和参考波即可获得关于组织反射性和距离的数据，由此得到组织断层成像。目前 OCT 分为两类，一类时域 OCT（time-domain OCT，TD-OCT）有扫描速度慢、分辨率低、反射性弱等局限性，对脉络膜的测量准确性不高；另一类频域 OCT（spectral-domain OCT，SD-OCT）由于扫描速度快，分辨率高，提高了测量的精确性。

深部增强成像的相干光断层扫描（enhanced depth imaging OCT，EDI-OCT）技术是基于传统的频域 OCT，使 OCT 将更多的光线汇聚到更深层的脉络膜、巩膜面，由此获得清晰的脉络膜图像。新一代 EDI-OCT 技术具有良好的降噪和追踪功能，通过高清单线对后极部黄斑中心凹行水平和（或）垂直方位扫描，得到视网膜在下方、脉络膜在上方的反转图像，通过图像处理技术后表现为视网膜在上、脉络膜在下接近正常解剖的图像，得到更加清晰的脉络膜巩膜界面，更好地呈现出脉络膜层次，有利于临床直观的观察。脉络膜厚度标准为视网膜色素上皮层高反射线外缘至巩膜内层反射线的平均距离，测量方法是选取经过黄斑中心凹截面的图像能更好地测量脉络膜结构的技术，将设备移近受检眼，更多光线集中照射于更深层次的脉络膜，获得清晰的脉络膜图像，能更好地观测脉络膜厚度，是进行临床诊断及科研的好工具。2008 年 Spiaide 等首次应用 EDI-OCT 测量正常人眼脉络膜厚度，之后脉络膜的定性、定量分析成为 OCT 技术的研究热点。

EDI SD-OCT 的出现，为脉络膜的检查提供了一个无创、直观、操作简单、可重复性的测量工具，而且具有高速探测的能力，信号均匀稳定，成像效果也很清晰。该技术最早是应用于高度近视和正常人的研究，发现高度近视患者脉络膜厚度明显变薄，且脉络膜变薄的程度与近视程度明显相关。目前关于 EDI SD-OCT 的研究主要集中在脉络膜厚度方面，包括年龄相关性黄斑变性（AMD）、息肉样脉络膜血管病变（PCV）、原发性开角型青光眼（POAG）、特发性黄斑裂孔（IMH）、糖尿病性视网膜病变等疾病的研究。

（3）脉络膜的生理特点提示其与 RVO 密切相关

黄斑区脉络膜厚度在夜晚和清晨会比下午略有增厚，这与脑脊液压力的相应变化一致。由于视网膜中央静脉和涡静脉同时经眶上静脉回流至颅内，提示脑脊液压力可能与脉络膜厚度正相关。CRVO 伴有黄斑水肿的患者黄斑部脉络膜厚度出现早晚变化，视力随之发生变化，但慢性 RVO 的脉络膜变化与脑脊液并无相关性。

研究表明，RVO 患者视力和中心视网膜厚度及脉络膜厚度显著相关。RVO 脉络膜厚度的变化随疾病本身及抗 VEGF 治疗发生相应变化，并且可能预测抗 VEGF 治疗效果。有研究证实，RVO 经抗 VEGF 治疗后，脉络膜厚度明显变薄。脉络膜增厚可能与缺氧诱导产生的 VEGF 水平增高及血管渗漏有关，较厚的脉络膜预示更多血流储备及视力提高空间，并且较厚的脉络膜提示更好的预后。

有研究发现脉络膜厚度与 RVO 无关，但仔细探究其研究人群组成，发现其中包括很多陈旧 RVO 病变，提示长时间缺血状态可能导致脉络膜萎缩，从而得出不同的结果。

（4）脉络膜指数可望进一步提高脉络膜测量的准确性和稳定性

脉络膜血管充盈状态的改变会导致脉络膜厚度的变化，并出现相应的病理改变，但脉络膜厚度在既往的研究中较容易受眼轴、屈光度的多种因素影响。为了更加准确地观测脉络膜的血管结构变化，有学者利用 EDI-OCT 图像进行脉络膜病理的其他体积数据分析，提出了脉络膜血管指数（choroidal vascularityindex，CVI）对脉络膜血管进行定量分析，发现在渗出性老年性黄斑变性中 CVI 指数较低，糖尿病患者 CVI 下降，急性中央浆液性脉络膜视网膜病变的患者 CVI 较高。对脉络膜血管的评价可能为我们提供更多的关于脉络膜血管结构变化的了解。最新研究表明，相较于以往单纯脉络膜厚度的测量方法，CVI 可以明显提高其检测灵敏度和可重复性。

（5）脉络膜指数（CVI）测量方法

使用一种半自动化方法，将图像与图像结合起来以计算 CVI。利用 EDI-OCT 扫描穿过黄斑中心凹图像区域获得图像并用于分析。使用 IMAGEJ 软件对该扫描的脉络膜区域进行二值化。

使用 IMAGEJ 软件中的多边形工具选择感兴趣区域（ROI）。在 EDI-OCT 扫描的整个长度范围内绘制了兴趣区域，并标准化所有患者的 ROI 区域。上边界为脉络膜－视网膜色素上皮细胞的结合处，下边界为脉络膜巩膜界面（CSI）。通过观察 EDI-OCT 图像来进行仔细鉴定，并且基于脉络膜层和巩膜层之间的图像纹理差异，使用多边形工具手动绘制脉络膜巩膜界面（CSI）。从分析结果中排除质量差、分解不清的 EDI-OCT 扫描图像。转换为 8 位图像后进行自动阈值操作，亮度降低，可以清楚地显示脉络膜血管，减少噪音，然后应用 Niblack 的自动局部阈值工具，区分血管面积（LA）和基质面积（SA）。然后将图像转换回 RGB（红、绿、蓝）图像，管腔区域使用颜色阈值工具来确定。

通过 3 个不同的阈值步骤（自动阈值、Niblack 的自动局部阈值和颜色阈值），使用 IMAGEJ 插件中的默认标准设置，以允许对不同患者所有扫描的阈值进行标准化。

针对所有图像计算脉络膜血管指数（CVI），为管腔面积与总脉络膜面积的比例（图 2，图 3）。脉络膜血管指数（CVI）代表了脉络膜内所有血管结构的复合指数。在常规 EDI-OCT 扫描上的叠加图像中，二值化片段表示光学分割的脉络膜及其两个组分，即血管和基质区域。

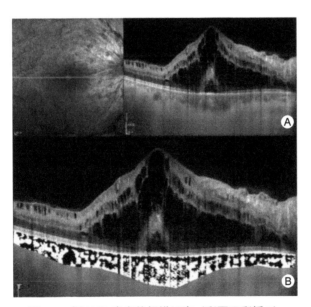

**图 2 一例 CRVO 患者的扫描示意（彩图见彩插 2）**

注：A：EDI-OCT 图像；B：进行二值化后对脉络膜血管管腔和基质进行测算的示意图。

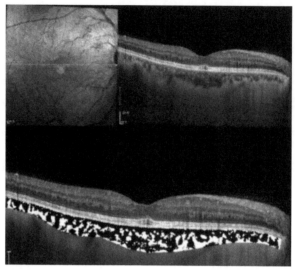

**图 3 同一患者抗 VEGF 治疗前后 CVI（彩图见彩插 3）**

注：由 64% 升高为 69.8%，提示脉络膜内积液减少，血管成分比例提高。

# 个体化治疗视网膜静脉阻塞

无论是视网膜分支静脉阻塞（BRVO）或中央静脉阻塞（CRVO），RVO 引起的黄斑水肿（ME）、视网膜新生血管（视网膜出血或玻璃体积血）或由之引起的虹膜新生血管（新生血管青光眼）都是造成视力损害的最主要原因。对于 CRVO 引起的虹膜或视网膜新生血管，最佳治疗是全视网膜光凝（peripheral panretinal photocoagulation，PRP）。虽然 PRP 并不能提高视力，但其可以减少进展为虹膜新生血管的危险，从而避免新生血管性青光眼。

目前，抗新生血管生长因子（antivascular endothelial growth factor, anti-VEGF）药物和（或）糖皮质激素被广泛应用于黄斑水肿的治疗，同时可以缓解眼部缺氧状态和避免眼前节虹膜新生血管形成。但激素使用引起的白内障和青光眼，使得其应用严重受限；有报道显示，即使经过连续 4 年的抗 VEGF 治疗，仍有 56% 的 RVO-ME 患者需要频繁玻璃体腔注药。这可能与 RVO-ME 复杂的发病机制、药物使用后机体生成相应抗体、VEGF 信号通路上调、替代性促血管发生途径表达增强等逃避机制有密切联系。所以，积极探索抗 VEGF 联合治疗策略，选择更经济、高效、安全的精准、优化治疗方案是目前亟待解决的问题。

## *14.* 抗 VEGF 药物是目前治疗视网膜静脉阻塞的首选

RVO-ME 患者玻璃体腔内、房水中的血管内皮生长因子（VEGF）浓度较正常人高，且 VEGF 已被证实与 RVO-ME 的发生及发展有密切关系。抗 VEGF 药物已成为近年来治疗 RVO 的一线药物和研究热点。目前应用于 RVO-ME 患者的抗 VEGF 药物主要有雷珠单抗、贝伐单抗、阿柏西普和康柏西普。

（1）雷珠单抗

重组人抗 VEGF 单克隆抗体不含 Fc 的片段；通过与 VEGF 异构体结合使其失活，阻断新生血管形成。

目前已有两个大型双盲、多中心、随机、对照的Ⅲ期临床试验，BRAVO（雷珠单抗应用于治疗 BRVO-ME 试验）和 CRUISE（雷珠单抗应用于治疗 CRVO-ME 试验），评估了雷珠单抗治疗 BRVO-ME（397 眼）和 CRVO-ME（392 眼）的有效性和安全性。这 2 项研究均将患者分为雷珠单抗 0.3mg 治疗组、雷珠单抗 0.5mg 治疗组及空白对照组，治疗方案为前 6 个月每个月注射 1 针，之后按需治疗。BRAVO 研究显示，在治疗后 12 个月，雷珠单抗 0.3mg 治疗组、雷珠单抗 0.5mg 治疗组与空白对照组患者中心视力分别提高 16.6、18.3 和 7.3 个字符。CRUISE 研究显示，在治疗后 12 个月，雷珠单抗 0.3mg 治疗组、雷珠单抗 0.5mg 治疗组与空白对照组患者中心视力分别提高 12.7、14.9 和 0.8 个字符。另外，这两项研究中 CMT 亦有所降低，应用雷珠单抗治疗的两组患者 CMT 下降更为显著。所以，相对于空白对照组，应用雷珠单抗治疗的患者，中心视力及黄斑中心凹的结构能够得到更好的恢复。但是，因雷珠单抗半衰期较短，ME 易复发，需要多次重复注射治疗，这不仅增加了患者潜在并发症的危险，且费用昂贵，因此其临床应用受到了一定的限制。

（2）贝伐单抗

一种人源化的全长 VEGF 单克隆抗体，能够与体内各种 VEGF 亚型结合，抑制其作用。虽尚未有美国 FDA 批准，但目前贝伐单抗已作为超适应证用药，应用于治疗眼部新生血管性疾病。已有大量研究证实，玻璃体腔注射贝伐单抗能提高 RVO-ME 患者的视力，降低患者的 CMT。但与雷珠单抗类似，贝伐单抗的作用时间较短，大部分患者需要重复注射治疗。Hirashima 等提出贝伐单抗治疗 BRVO-ME 患者的重复注射率为 58.9%，该结论与 Hanada 等的研究一致，但因贝伐单抗价格相对较低，故其应用仍十分广泛。

（3）阿柏西普

新一代抗 VEGF 药物，一种全人源融合蛋白，由 VEGFRl

与 VEGFR2 组成，可与各种形式 VEGFA 及 PIGF 结合，即可直接或间接作用于 VEGF 家族所有成员，达到减少新生血管形成，降低血管通透性的目的。

在一项 6 个月的比较阿柏西普与黄斑部激光治疗 BRVO-ME 疗效的试验中（VIBRANT 研究），前者提高超过 15 个字母数的病例比例为 52.7%，后者仅为 26.7%。COPERNICUS 研究证实阿柏西普连续每月使用，6 个月后 CRVO 患者平均获得 17.3 个字母的视力提高，GALILEO 研究也得到相似结论。根据需要治疗后，疗效可以持续近 3 年。阿柏西普理论上比雷珠单抗和贝伐单抗对 VEGF 有更高的亲和力，这一点理论对其他抗 VEGF 药物治疗不理想的病例非常诱人。Bhisitkul 发现雷珠单抗治疗中，RVO-ME 的 OCT 解剖形态变化各有不同，延迟应答或无应答的病例 6 个月和 12 个月后的视力预后都不好。与平均 15.9 个字母的收益相比，延迟应答或无应答的病例 12 个月后的平均视力收益为 11.9 个字母。CRUISE 研究中有 1/4 的 CRVO-ME 患者比例，阿柏西普的未来更值得期待。

（4）康柏西普

中国自主研发的一种新型可溶性重组 VEGFR 蛋白，结合区域包括 VEGFR1 中的免疫球蛋白样区域 2、VEGFR2 中的免疫球蛋白样区域 3 和 4，以及人免疫球蛋白 Fc 片段免疫球蛋白 91，具有多靶点、亲和力强、作用时间长等特点。一项 II 期临床试验研究结果显示，应用康柏西普治疗湿性年龄相关性黄斑变性

（wAMD）具有较好的疗效和安全性。有研究显示，康柏西普＋激光组治疗后视力提高及稳定眼数明显高于激光组；不同随访时间的平均 CMT 也较激光组显著降低。康柏西普＋激光组与曲安奈德＋激光组仅在 3 个月时 CMT 差异有统计学意义，说明此时康柏西普联合激光光凝治疗能更强地促进水肿吸收。在随访过程中，康柏西普＋激光组未见眼部及全身的不良反应发生，而曲安奈德＋激光组有患眼出现眼压升高的并发症，且有部分患眼还出现因 TA 吸收、玻璃体混浊明显影响激光光凝操作的现象。康柏西普有望在获得良好疗效的同时减少注射次数，从而减少注射相关不良反应的风险，并降低治疗费用，利于推广。但康柏西普现仍缺乏大型的前瞻性、随机对照研究，故有必要在更大规模的人群中，通过更长时间的随访，进一步评估该药的有效性和安全性。

## 15. 糖皮质激素药物治疗视网膜静脉阻塞仍存在许多困惑

虽然作用的具体机制仍不明确，但已有大量的临床研究表明，糖皮质激素治疗 RVO-ME 的有效性。曲安奈德（triamcinolone acetonide，TA）是一种中长效糖皮质激素，目前临床上多用玻璃体腔注射 TA，重复注射需在 3 ～ 6 个月后进行。RVO-ME 是由于黄斑毛细血管后小静脉回流受阻，毛细血管内压力增加，内皮细胞受损而发生渗漏所致。SCORE 研究组发表了 IVTA 治疗 RVO-ME 的有效性和安全性结果，证实 IVTA 治疗 CRVO-ME 的疗效优于单纯观察；1mg 和 4mg 组疗效相似，但在安全性方面 1mg 组优于 4mg 组；IVTA 和格栅样激光光凝治疗 BRVO-ME 的视力比较，差异无统计学意义。

IVTA 的并发症主要有手术操作不当引起的玻璃体积血、视网膜脱离、白内障进展、眼内炎和 TA 不良反应等，尤其是重复治疗时。故糖皮质激素不适合作为单一、长期反复使用的治疗药物，更适宜于短期治疗或作为联合治疗的手段之一，或作为抗 VEGF 药物治疗效果不佳时的替代治疗。同样，糖皮质激素治疗的患者选择标准、最佳治疗时机及治疗终点也不清楚。地塞米松玻璃体缓释植入物（商品名 Ozurdex）是新型生物降解缓释剂，由于继发白内障和青光眼的概率较高，选择人工晶状体眼或抗 VEGF 后复发的顽固 RVO-ME 进行此类治疗似乎更稳妥。Ozurdex 对 RVO 的额外功效表现在降低了视网膜新生血管的发生率，但到达 2～3 个月最佳功效时的代价是大量眼压升高的病例。同时，由于临床试验病例选择时包括了大量非缺血型 RVO，所以，Ozurdex 对缺血型 RVO 的疗效尚存疑问。

近年有研究提示，TA 可从 Tenon 囊下穿透入眼内达到有效治疗浓度；Tenon 囊下单次注射 40mg TA 治疗 BRVO 继发 ME 有效。这种给药途径的优点是避免了玻璃体腔给药途径发生眼内感染的潜在风险，且出现高眼压并发症时 Tenon 囊下的药物容易取出。

## *16.* 视网膜静脉阻塞手术治疗方案尚需改进

放射状视神经切开手术（Radial optic neurotomy，RON）是 2001 年 Opremcak 等首次提出的一个概念，主要用于治疗 CRVO。RON 是经睫状体平坦部行视盘鼻侧放射状视神经切开，减轻巩膜环视神经出口处对视网膜中央动静脉的压力，从而减轻 RVO 患者 ME，改善视力。研究发现，117 例严重 CRVO 患者经 RON 治疗后，95% 的患者 ME 明显改善，71% 的患者术后 3 个月视力平均提高 2.5 行。故该研究认为 RON 安全可行，且疗效优于自然病程，然而其有效性的争议颇多，并发症非常普遍，同自然病程比较，手术本身并不能改善 CRVO 的预后。目前尚没有足够的多中心、前瞻性、随机对照的临床研究证实，RON 治疗 CRVO 继发 ME 的有效性，手术的安全性及并发症也仍需进一步探索。

1988 年，Osterloh 首次报道应用动静脉鞘膜切开术治疗 BRVO-ME 患者。视网膜动静脉鞘膜切开手术，可通过切开鞘膜，分离动静脉，解除压力，恢复视网膜血液灌注，从而减轻视网膜内出血、水肿。该术式对于药物治疗、激光光凝治疗效果欠佳，尤其是因 ME、黄斑区出血而严重影响视力的 BRVO 患者效果较好，但其疗效和安全性至今未经过随机对照试验的评估。另外值得注意的是，玻璃体切割或黄斑区内界膜剥除后视网膜供氧的改善及手术后气体或硅油对黄斑区的顶压，都可能改善视力。因此，动静脉鞘膜切开手术的研究必须排除玻璃体手术对疗效评价的干扰。

对于伴有玻璃体牵拉或者后皮质增厚的患者，可考虑行玻璃体切割术，手术切除玻璃体后皮质，剥除黄斑前膜甚至内界膜，有助 ME 减退，从而改善视力。另外，激光脉络膜视网膜血管吻合（laserinduced chorioretinal venousanastomosis，L-CRA）作为一种相对非侵入性的治疗方法，在 RVO 中的应用价值有待于进一步研究。L-CRA 通常不用于 BRVO，主要是考虑到 BRVO 仅部分视网膜受累，周围常形成侧支血管，预后相对较好，所以相关研究报道很少。L-CRA 治疗非缺血型视网膜中央静脉阻塞的多中心随机对照试验显示，吻合形成达到 76.4%；18 个月时治疗组平均视力提高 3.6 个字母，对照组平均视力下降 8.1 个字母；治疗部位脉络膜新生血管的发生率为 18.2%。随着经验积累和方法改进，近期报道该方法治疗的成功率达到 88%。

## *17.* 视网膜静脉阻塞诊疗流程的标准化有利于获得更好的治疗效果

RVO 引起的长期黄斑水肿可以造成囊样变性、板层裂孔、前膜形成，以及视网膜神经组织的萎缩，都可以造成视力的不可逆损伤。RVO 继发黄斑水肿应尽快启动抗 VEGF 治疗。研究发现，推迟抗 VEGF 治疗（最长推迟 6 个月）较立即治疗减少了视力获益。尽早且积极的抗 VEGF 治疗能够预防无灌注加重、促进再灌注、打破视网膜缺血 -VEGF 释放增加的正反馈环。抗

VEGF 治疗不仅常用于黄斑水肿，还能降低前段新生血管的严重度，降低眼部新生血管的风险。高质量证据显示，抗 VEGF 治疗6 个月使虹膜新生血管风险降低 82%。

在当今以抗 VEGF 主导的 RVO 治疗过程中，诊疗流程的标准化有利于获得更好的治疗效果。

（1）病史

RVO 患者的基线评估：临床评估（图 4）。

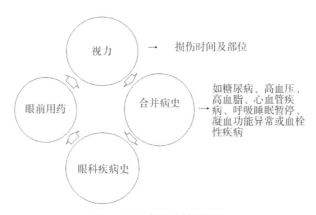

**图 4　RVO 患者的基线评估**

（2）体格检查（图 5）

①视力。② IOP。③瞳孔检查：相对性传入性瞳孔障碍与缺血程度相对应，且预测有新生血管风险。④裂隙灯显微镜检：注意观察细小的虹膜异常新生血管。⑤扩瞳前行前房角镜检查：重要检查，尤其是对 IOP 升高或虹膜新生血管风险高的缺血性CRVO。⑥双目眼底镜检查：观察后极部。⑦周边部视网膜/玻璃体检查（扩瞳）：裂隙灯显微镜（后极部和中周部视网膜病变）

和间接检眼镜（远周部视网膜病变）。⑧注意观察经常会导致视力下降的变化：黄斑水肿 [ 临床检查和（或）OCT]。⑨缺血征象：包括视盘等部位新生血管、相对性传入性瞳孔障碍、广泛出血、静脉扩张和迂曲、视网膜棉絮斑；视神经头部新生血管；玻璃体 / 视网膜前出血。

（3）辅助检查（图 5）

（4）以 2015 加拿大专家共识为例，显示推荐 RVO 标准化流程（图 6，图 7，图 8，图 9）

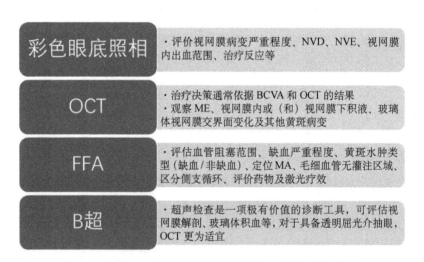

图 5 眼科检查和辅助检查及其相应意义（彩图见彩插 4）

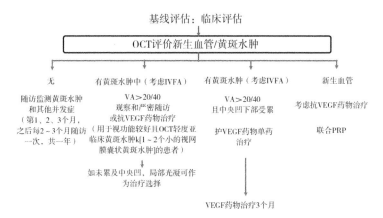

图 6　以 2015 加拿大专家共识为例显示推荐 BRVO 标准化流程

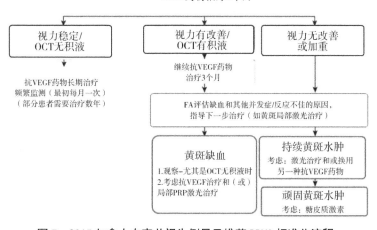

图 7　2015 加拿大专家共识为例显示推荐 BRVO 标准化流程

## 2015加拿大专家其识：CRVO治疗流程图

CRVO伴黄斑水肿一线治疗：抗VEGF药物（推荐级别：雷珠单抗Ⅰ级，阿柏西普Ⅰ级，贝伐单抗Ⅱb级）

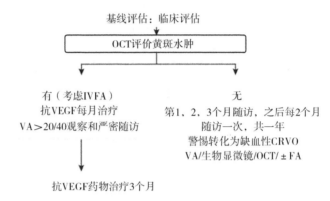

**图 8　2015 加拿大专家共识为例显示推荐 CRVO 标准化流程**

## 2015加拿大专家共识：CRVO治疗流程图

抗VEGF药物疗效判定：治疗3~4个月后，视力稳定或逐渐改善，且OCT提示视网膜积液减少，代表治疗成功。之后进入长期治疗（prn），每月复查一次，至少随访3年。

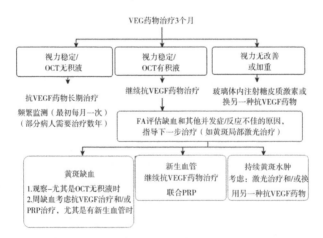

**图 9　2015 加拿大专家共识为例显示推荐 CRVO 标准化流程**

# 抗 VEGF 治疗视网膜静脉阻塞中的困惑与思考

目前，治疗 BRVO 的策略集中于治疗静脉阻塞后遗症，如黄斑水肿和视盘或视网膜新生血管，而不是堵塞点本身。对于CRVO，视网膜新生血管的发生概率明显降低，但黄斑水肿、虹膜新生血管及其继发的青光眼成为关注重点，这一点在缺血型CRVO 中尤为重要。

## 18. 三针起始核心期治疗是否有必要

三针起始核心期治疗是鉴别理想应答、弱应答和无应答的需要：很多临床试验说明三针起始治疗后，多数患者 IRF 或 SRF的变化比较明显。对于 CRVO 患者，在 3 针治疗后的 OCT 表现（黄斑中心厚度）与视力密切相关，并可预测抗 VEGF 治疗的长期预后，提示我们是否可以维持目前治疗方案或需要调整治疗策略。而 BRVO 抗 VEGF 治疗 3 个月时的 OCT 表现对视力预后的作用并不明确。截至目前，尚无随机对照研究比较 3 针和 6 针负荷期的优劣。

## 19. 从目前主要的抗 VEGF 药物临床试验可以获得的提示

抗 VEGF 药物已被多个欧美权威指南推荐为视网膜静脉阻塞（RVO）的一线治疗方案。既往的Ⅲ期多中心（美国 95 个研究中心，纳入 392 例患者）随机双盲对照的 CRUISE 研究，证实了雷珠单抗对于 CRVO 患者继发的黄斑水肿安全且有效。但 CRUISE 研究非常大的缺陷是纳入标准是非缺血型 CRVO（而且没有传入瞳孔障碍），病程少于 3 个月，这样一些慢性且更为严重的 CRVO 患者的数据缺失，这一部分更为严重的 CRVO 患者的反应很有可能不尽人意。尽管 3 年后非缺血型 CRVO 有 1/3 可能转变为缺血型 CRVO，但无论 CRUISE 试验或者其主要延伸试验 HORIZON 和 RETAIN 两项研究都没有发布相关数据。

COPERNICUS 研究证实阿柏西普连续每月使用，6 个月后 CRVO 患者平均获得 17.3 个字母视力提高，GALILEO 研究也得到相似结论。根据需要治疗后，疗效可以持续近 3 年。尽管目前仍没有足够证据证明阿柏西普更为有效，但至少是目前 CRVO 的随机对照临床研究中唯一证实抗 VEGF 药物对缺血型 CRVO 有效的，并且其视力及解剖结构的受益并不逊于 CRUISE 等的结果。

雷珠单抗对于中国 CRVO 患者的治疗效果又如何？BLOSSOM 和 CAMELLIA 正是雷珠单抗在中国 RVO 人群中所做的两项Ⅲ期临床研究。

（1）来自 BLOSSOM 研究的提示

BLOSSOM 研究是一项为期 12 个月，Ⅲ期，随机、双盲、空白对照多中心临床研究，评估雷珠单抗与空白对照相比治疗继发于 BRVO 的黄斑水肿。其结果提示：

在亚洲（主要是中国）BRVO 患者中，使用雷珠单抗 PRN 治疗效果显著优于假注射对照组，可早期改善视力且在整个研究期间维持治疗效果；雷珠单抗初次注射后，仅需 1 个月即对 BCVA 和 CSFT 产生良好的治疗效果；从第 6 个月开始给予雷珠单抗治疗的假注射对照组患者，在第 12 个月时不能实现和雷珠单抗组相同的 BCVA 水平，证实早期治疗有利于最大化视力获益；不论基线是否合并缺血，雷珠单抗均可有效提高视力。

（2）来自 CAMELLIA 研究的提示

CAMELLIA 是一个为期 12 个月，Ⅲ期，多中心随机双盲对照的临床研究，纳入了亚洲地区 33 个治疗中心（中国纳入 22 个）。252 例 CRVO 患者按照 3∶1 的比例随机分为雷珠单抗治疗组（$n$=190，0.5mg 3+PRN）和对照组（$n$=62，从第 3 个月开始转化为雷珠单抗 PRN）。研究结果提示：

雷珠单抗治疗 CRVO 继发黄斑水肿在中国人群中的有效性和安全性；无论患者的基线情况中是否合并缺血（基线中超过

30% 的患者合并缺血改变），雷珠单抗均可有效提高视力；采用积极的 3+PRN 规范化治疗策略对患者视力获益至关重要；尽管对照组在第 3 个月开始转换为雷珠单抗 PRN 治疗，但在 12 个月时却没有达到与治疗组同样的视力获益，提示早期治疗对视力获益的优势；12 个月时，雷珠单抗 0.5mg 组平均注射次数 8.2 次；雷珠单抗治疗组平均再治疗次数为 1.7 次，30.5% 的患者无须再治疗。

## 20. 抗 VEGF 换药是否可以进一步提升治疗效果？

在糖尿病黄斑水肿（DME）的研究中，有约 50% 的 DME 患者在连续 1 年的抗 VEGF 药物治疗后黄斑水肿仍持续存在。同样，在观察 6 个月和 12 个月时，尽管 CRUISE 研究中平均可分别获得 14.9 和 13.9 个字母的视力提高，但是仍分别有 23.1% 和 22.3% 的 RVO-ME 患者存在持续黄斑水肿（定义为黄斑中心厚度 > 250μm）。Bhisitkul 等提出，在 3 针治疗后的 OCT 表现（黄斑中心厚度）< 250μm 的患者，长期视力预后明显好于延迟应答或不全应答的患者。另一项研究甚至发现，CRVO 患者接受雷珠单抗治疗，经 4 年随访和干预后依然有 18/32 的患者视网膜水肿无法消退。这与不同研究所选择的患者人群有关，同时这也提示抗 VEGF 药物治疗反应的确存在个体差异。如何应对这一部分患者确实非常棘手，抗 VEGF 药物的更换可能有一定效果。

Pfau 等对 13 例 CRVO-ME 的患者进行研究，这些患者之前均进行过 48 个月的玻璃体腔注射贝伐单抗或者雷珠单抗治疗，采用 1+PRN 的治疗方案，重复注射时间间隔需不少于 6 周。48 个月后改为应用阿柏西普治疗，同样采用 1+PRN 的治疗方案，在随后 1 年的随访期间，患者 BCVA、CMT 均有改善，并且重复注射时间、无复发时间均较前延长，说明阿柏西普可能较贝伐单抗、雷珠单抗作用更强、更持久。

Papakostas 等的研究也提出，延迟应答或不全应答的患者，由玻璃体腔注射贝伐单抗或者雷珠单抗治疗改为阿柏西普，可以稳定视力、改善 OCT 形态，而且注药间隔时间由原来 5.6 周延长为 7.6 周。Eadie 等报道一组 6 例 CRVO 持续黄斑水肿患者，雷珠单抗或贝伐单抗玻璃体腔注射治疗无效，但再次接受阿柏西普治疗后黄斑水肿全部或接近全部消退，部分患者视力提高。

虽然理论上阿柏西普比雷珠单抗和贝伐单抗对 VEGF 有更高的亲和力，这一点对其他抗 VEGF 药物治疗不理想的病例非常诱人。但现有的临床研究结果都不能避免以下几点缺陷：①研究时间偏短；②病例数较少；③缺乏头对头的结果，如各种药物互换等。所有这一切都有待于大样本、多中心的临床证据才能得以证实。Scott 等的多中心临床研究为此提供了线索，在这个总共有 362 例 CRVO/HRVO 患者参与的试验中，尽管阿柏西普较贝伐单抗有更好的 OCT 中心厚度及 ME 缓解率，但视力并无显著差异；而且先前有抗 VEGF 治疗史的患者 ME 更难吸收。

## *21.* 抗 VEGF 药物换为激素效果如何？

临床试验表明，DME 患者房水中 VEGF 和炎性因子水平均增高，抗 VEGF 药物导致房水中 VEGF 和炎性因子的浓度变化成反比，即抗 VEGF 治疗常伴随着房水中较低的 VEGF 和更高的炎性因子浓度，提示炎性因素是导致抗 VEGF 治疗产生药物抵抗的重要原因。虽然 VEGF 被认为是 RVO-ME 形成的主要因素，但更多人认为 RVO-ME 是血管和炎性因素共同作用的结果。对于抗 VEGF 反应不良的患者，糖皮质激素无疑是另外一个选择。

Sharareh 等的研究证明，对于完全无反应或部分反应的顽固性 RVO-ME，换为 Ozurdex 有非常好的疗效（包括视力和解剖结构的改进）。OMAR 研究比较了反复发作的 RVO-ME，证实对贝伐单抗效果欠佳的部分患者，改用 Ozurdex 或曲安奈德治疗可以促进视网膜内积液的吸收，但最终对于视力提高并无明显帮助。

## *22.* 微脉冲激光治疗 BRVO–ME 机制及效果如何？

视网膜光凝疗法从一开始就是更为精确、有效和安全的治疗手段。它已成为众多脉络膜视网膜病变的首选治疗方式，并且其效力已被许多临床研究所证实。激光光凝疗法可通过摧毁耗氧光感细胞和视网膜色素上皮细胞（RPE）从而缓解视网膜的缺氧状态而达到其治疗效果。因为激素和抗 VEGF 药物等治疗的出现，激光治疗概念受到的挑战日益增加。

"浅灰色"的常规视网膜激光瘢痕表示热扩散已经达到上覆的视网膜神经感觉层，温度高到足以损伤视网膜的天然透明性。这种现象往往与超过基线体温 20 ～ 30℃的升温有关。与使用常规激光进行视网膜光凝术有关的并发症包括视敏度、视野、色觉、夜视及对比敏感度下降，其他并发症包括脉络膜新生血管形成（CNV）、出血、视网膜前膜纤维化及视网膜外周浆液性脱离等。然而，想要获得激光所带来的益处，不一定需要损伤视网膜的每一层。激光疗效可能会因上 / 下调节血管内皮生成因子（VEGF）而产生，这些因子的调节被只受到亚死亡性损伤的 RPE 细胞的生物反应所介导。治疗期间或之后，均未引起明显视网膜内由于光热升高造成的激光治疗损伤，可被称为阈值下微脉冲激光治疗。最新证据表明，阈下微脉冲激光的治疗效果可与常规激光的疗效相提并论，同时对 RPE 内灼伤区周围组织的医源性损伤更小。

可应用多种光学和热力学原理使视网膜损伤达到最小化。例如，修改激光的参数（降低波长、光斑尺寸、激光能量及脉冲持续时间等）可能有助于限制视网膜损伤；将明显激光瘢痕变为无激光瘢痕的阈下微脉冲治疗（通过微脉冲激光治疗实现）也可减少视网膜损伤。消除可见瘢痕意味着可能需要通过荧光素血管造影或吲哚青绿造影进行病变检测，有些病变术后则根本检测不到。

（1）微脉冲技术原理

使用微脉冲模式时，激光能量自一系列重复性短脉冲（典型情况下设置：100 ～ 300 微秒"开"，1700 ～ 1900 微秒"关"）输送，短脉冲处于一个"包络"内，短脉冲宽度通常为 200 ～ 300 微秒、低至传统激光能量 10% ～ 25% 的阈下微脉冲能量。经扫描电子显微镜显示，微脉冲激光被证实足以产生持续的，且只局限于RPE，治疗后 RPE 细胞损伤仅限于少量细胞。阈值下微脉冲治疗的设计，是用于仅产生轻微热的升温，而达到与传统激光的等效治疗效果。此效应在治疗期间是不可见的，但是可以继续保持。视网膜内层温度必须保持低于凝固性损伤阈值以下，以便视网膜保持其天然透明性。使用一系列重复的、低能量脉冲，取代使用单脉冲、高峰值功率脉冲，来输送治疗所需的能量。实验发现，使用重复性微脉冲所需的能量是单脉冲所需能量的 3/4 ～ 9/10 倍，此时可见损伤的阈值变为不可见的阈下损伤水平（只可在组织学显微镜下检出）。减小每个脉冲能量，可减小峰值功率、降低出血风险和限制并改善由单脉冲的升温而最终导致的光热效应。如果不存在脉络膜视网膜激光损伤，就可在整个水肿区实施高密度疗法，以及在相同区域进行重复治疗。这尤其有益于黄斑水肿的治疗。

（2）微脉冲法的剂量测定

当在使用眼科设备如裂隙灯等进行激光治疗的过程中，激光瘢痕作为评估治疗的一部分,引起了激光剂量的问题。对于不存在永久性激光瘢痕的微脉冲治疗,最严重的问题是治疗不足。微脉冲激光疗法在治疗 BRVO 引起的黄斑水肿方面与常规激光疗法一样有效,但其作用更慢一些。使用微脉冲疗法治疗 BRVO 引起的黄斑水肿之前 2 周,在玻璃体内注射曲安奈德,已被证实可有效地使水肿更快消除,同时产生更持久效力。

(3)未来挑战

微脉冲激光疗法是一种相对较新的治疗模式,提供临床疗效的同时,还降低非治疗医源性不良反应的风险。未来该疗法遇到的主要挑战包括阐明阈下微脉冲激光应用的作用机制及调整治疗剂量。有些研究者使用吲哚青绿造影帮助微脉冲治疗,使用频域 OCT 和眼底自体荧光可促进疾病观察。对于 DME 等病变,使用微脉冲的微脉冲疗法可实现较早干预,并且在改善长期视力预后方面可能也是有益的。总之,需要随机、对照的前瞻性临床试验帮助我们更好地理解如何在日常临床实践中应用该疗法,以及产生更有依据的循证临床指南。

## 23. RVO 联合治疗是否会取得更加理想的疗效?

(1)药物联合治疗

自从有了玻璃体内注入抗 VEGF 药及糖皮质激素后,以其安全、有效、简单易行等优点,几乎取代了手术而成为治疗 RVO 的主流,但抗 VEGF 药常需多次注射,抗 VEGF 治疗与曲安奈德玻璃体注射曾一度成为常规的选择。某些临床试验表明，两种药物的同时注射均能更长时间减轻黄斑水肿，但由于众所周知的高眼压、白内障等原因，限制了糖皮质激素玻璃体腔注药的应用。眼球筋膜下或球后注入糖皮质激素也有一些效果，尽管疗效不及眼内注射，但对病因可能为炎症的年轻人可考虑。利用抗 VEGF 与糖皮质激素两种药理作用不全相同的药物进行联合治疗，或许能进一步提高疗效或减少注射次数。有学者认为，抗 VEGF 消除黄斑水肿的最佳时间是 1 ～ 2 周，故若需要激光治疗，在此期间行激光治疗效果最好。对 RVO 患者进行治疗时，不妨采用联合治疗，从而更好地挽救 RVO 患者的视力，但目前联合治疗的结果大多是对改善 OCT 表现有帮助，而对真正的视力提升少有作用。

Ozurdex 是 TA 后出现的、用于治疗 RVO-ME 的地塞米松玻璃体腔缓释剂，关于抗 VEGF 与 Ozurdex 合用效应的研究很少，比较有说服力的是 Singer 等的研究。在这个研究的设计中，包括了 34 眼 RVO（35%CRVO / 65%BRVO），在贝伐单抗注药后 2 周，再加用 Ozurdex。在 2 周时，38%（13 / 34）患者中心厚度小于 300μm；一旦 Ozurdex 应用可帮助黄斑厚度进一步降低。与以往 GENEVA / Ozurdex 研究相比，在需要重新注药的患者中前者平均视力 55% 提高 3 行以上，而后者这一比例为 29.3%；平均视力收益分别为 17 个字母和 10 个字母。而与 Stahl 等 Avastin 研究的比较中，二者平均视力收益分别为 3.4 行和 2.4 行。本研究中 18% 的患者在 6 个月内无须再次治疗。所以，本试验说明在 RVO-ME 的治疗中，贝伐单抗和 Ozurdex 是有协同增强效应的，不但可以提高视力，降低黄斑中心厚度，而且可以延长再次治疗时间。虽然本研究是前瞻性研究，并考虑了 CRVO / BRVO 的分型差异，但未设对照组且样本量较小，使得研究结果存有疑虑。

（2）激光联合治疗

RVO-ME 是 RVO 患者视力受损的主要原因之一，已有许多证据表明，眼内液中的 VEGF 水平与 ME 和其他表现的严重程度相关，一次性抗 VEGF 的使用可以促进 ME 吸收并短暂提高视力。由于 NP 区的持续存在并释放 VEGF 和各种炎性因子，ME 复发是目前面临的重要问题和治疗难点。

激光治疗是目前所知最为有效去除 NP 区的有效办法。早在 1995 年 BVOS 和 CVOS 研究观察了格栅及全视网膜光凝（pan-retinalphotocoagulation, PRP）对 RVO 的作用，提出基于针对 BRVO-ME 的氩激光光凝治疗研究（BVOS 研究）与 CRVO-ME 的格栅样激光光凝治疗研究（CVOS 研究）的结果，激光光凝被认为是对 RVO-ME 的标准治疗方法。然而，在 BVOS 研究中，格栅样激光光凝仅在最佳矫正视力 ≤ 0.5 的 BRVO 患者中才能较未治疗组显示出较好疗效。而 CVOS 研究发现，格栅样激光光凝虽能改善 ME，但对保存和改善中心视力并无帮助。因此，CVOS 研究不建议采用格栅样激光光凝治疗 CRVO-ME；全视网膜激光光凝虽可使已形成的虹膜新生血管消退，却没有预防作用，因此不作为常规治疗。格栅样激光光凝对 BRVO-ME 有效，但对 CRVO-ME 没有治疗效果，并认为这可能是由于二者的发病机制不同。但是，这个研究的缺陷之一是没有观察 PRP 对 BCVA 的影响。

BVOS 和 CVOS 研究作为 RVO 治疗的临床依据，缺乏了抗 VEGF 的数据。为了评估雷珠单抗对 BRVO 引起的黄斑水肿的治疗效果，研究者开展了 BRIGHTER 研究，旨在评估雷珠单抗在以视力稳定为准则的 PRN（按需给药）方案下的有效性和安全性，以及联合激光治疗对疗效的影响。共有 455 只 BRVO 眼入组，380 只眼（83.5%）完成 24 个月的随访。

（1）BRIGHTER 研究临床试验设计要点

雷珠单抗的用药方案以患者视力稳定为原则，3+PRN 治疗：起始每月治疗连续 3 针，直至连续三次随访视力稳定；后续随访如果发现与疾病活动相关的视力下降，再次开始治疗直至连续三次随访视力稳定（意味着至少连续两次注射）；使用激光组的两次激光之间最少间隔 4 个月。

（2）BRIGHTER 研究结论

抗 VEGF 治疗和（或）联合激光优于单纯激光治疗；抗 VEGF 治疗联合激光治疗与否，对其视力提高并无区别；联合激光治疗并不能减少打针次数；每月持续治疗，24 个月 CMT 消退效果好于 12 个月；黄斑缺血与否并不影响视力提高效果和打针频率；没有发生新生血管青光眼和虹膜新生血管。

## 24. 超广角成像联合靶向激光光凝可望为 RVO 提供优化治疗方案

超广角成像技术与靶向激光光凝（targeting retinal photocoagulation，TRP）结合，将最小化非选择性全视网膜光凝所导致的视野损害，并有望减少抗 VEGF 药物治疗次数，为 RVO 治疗赋予新理念并提供优化治疗方案。

非常有说服力的是 Rehak 等的一组前瞻性临床试验数据，他们将 22 例非缺血型 CRVO 患者随机分为两组，分别为 TRP+ 雷珠单抗玻璃体腔注药的试验组和单纯雷珠单抗玻璃体腔注药的对照组。结果发现，视网膜周边大量视网膜非灌注区的存在，诱导 VEGF 产生形成恶性循环，进一步加重更多毛细血管闭锁、黄斑水肿或新生血管形成。通过 UWFA 引导下行靶向性视网膜光凝可以更大程度地针对视网膜病变处进行激光光凝，通过选择性周边视网膜光凝，不但可以准确消除病灶，提高视力，而且可以减少对健康视网膜的损伤，进而减少如黄斑水肿、视力下降等 PRP 并发症。同时，经过激光治疗后的患眼，有望明显减少抗 VEGF 治疗的次数，在维持治疗效果的同时减轻患者经济负担，但对于他们的观点也有一些不同意见。Spaide 的一项单臂试验结果提出 TRP 对减少打针频率及提高视力并没有影响；Campochiaro 等的前瞻性研究中，也提出周边视网膜光凝不能减少抗 VEGF（雷珠单抗）治疗次数的结论。仔细探究双方试验的优缺点，发现 Spaide 的试验设计由于只有 10 例患者并没有对照组，明显缺乏说服力。而 Campochiaro 等的试验也是选择了经过 2 年的连续抗 VEGF 并存在 ME 的 RVO 患者，RVO 的病程对预后有重要影响，较长的病程本身就意味着视力预后不良。Rehak 等的研究设计优势正是包括了一组未经任何治疗，病程在 8 个月之内的 CRVO 患者。二者相比，后者的结果明显更具说服力。

通过 TRP 减少持续释放 VEGF 和炎性因子的源泉，无疑是明智和更有希望的选择。同时，还有另外一个猜想，即对于越大范围的视网膜缺血，周边视网膜的治疗对于控制 ME 越具有意义，这一点很快也被 Singer 等的研究所证实。虽然 RVO 的缺血范围各异，但 NP 区与 ME 的病程及预后有密切关系。Campochiaro 等的试验中也指出，对于抗 VEGF 疗效不佳的顽固 ME，药物加倍可能是另外一种选择。

单一治疗方式有优点也有缺点，联合治疗将在临床中被越来越多地采用，可采用抗 VEGF 药物联合黄斑格栅样激光光凝、IVTA 联合黄斑格栅样激光光凝、抗 VEGF 药物联合 IVTA 等。联合治疗可能起到互补或协同作用，且联合治疗可能减少单一用药剂量、减少注射次数和并发症机会。已有报道表明，联合治疗可取得较好的临床疗效。但由于病例数少、观察时间短、缺乏对照组等原因，各种疗法的组合模式、剂量设计、治疗顺序、间隔时间等仍需进一步探索。

临床实践中，有望通过下述途径优化疗效：①依个体特征，制订最优化治疗方案。灵活安排随访间隔，实现个体化治疗；②通过联合激光或糖皮质激素治疗，尤其是新型糖皮质激素缓释剂，发挥各疗法的互补或协同效应。联合治疗的研究已陆续开展，期待更多的研究成果。

# 决定视网膜静脉阻塞预后及疗效的
# 生物学标记有迹可循

在著名的 Score 系列及其后的一些研究中，分别列举了 RVO 对不同治疗的预后与许多因素有关。

## 25. RVO 预后及疗效的一般生物学标记

（1）年龄

高龄（＞65 岁）不但是 RVO 的高发因素，而且与治疗的预后密切相关。在 Score 系列研究中（SCORE Study Report 4，10），年龄是唯一一个对 CRVO 和 BRVO 都有预测作用的因子，即年轻的患者经治疗后会获得较多视力收益。这可以归结为年轻患者的组织相对老年患者健康，具有潜在较强的恢复能力。虽然 BVOS 和 DRCR 研究都没有发现年龄对治疗预后的影响，但在 CVOS 研究中，发现了年龄和治疗预后相互影响的趋势（尽管无统计学意义），这可能是由于样本量的原因。Score-BRVO 的研究发现的二者相关性可能是源于较大的样本量增强其分析能力所致。

（2）病程

在 SCORE2 研究中，病程较短意味着 6 个月治疗后获得更多视力收益的可能性增加。这与 COPERNICUS 和 GALILEO 研究中的发现相一致，即 CRVO 发病 2 个月后的视力收益相对 2 个月内的患者视力收益明显减少。同样，RVO 早期进行治疗的黄斑中心厚度降低也更加明显。有分析认为，这种现象与早期治疗可以避免长期水肿病变导致的视网膜解剖结构破坏加剧有关。最新的 BLOSSOM 和 CAMELLIA 两项Ⅲ期临床研究，也在中国 RVO 人群中证实了雷珠单抗早期治疗的必要性和重要性。

（3）基线视力

大多研究的结果都一致显示较差的基线视力与治疗后更多的视力收益相关，这可能更多的与视力的"天花板效应"有关。但这不能改变较好基线视力患者未来具备更佳视力的事实。

（4）RVO 分型

RVO 治疗的预后还与 RVO 的分型有关。一般来说，CRVO 需要更长的治疗期，HRVO 的预期与 BRVO 相似。Chatziralli 等的研究发现，经过 3 年后，36% 的 CRVO 和 14% 的 BRVO 患者仍需要继续抗 VEGF 治疗由黄斑水肿引起的视力下降；在一项 RETAIN 研究的延伸 4 年随访研究中，80% 的 BRVO 患者视力 ＞ 0.5，50% 的患者 ME 完全缓解，其余患者仅需少量抗 VEGF

治疗；在 CRVO 患者，56% 仍存在 ME，视力＞ 0.5 的比例仅有 27.8%。另外，缺血型 RVO 视力预后更差。这一点会在后续讨论。

（5）颈动脉病变

颈动脉病变意味视网膜缺血程度可能更严重，从而预后较差，但这项出于 SCORE 研究的结论目前只适用于 BRVO 患者，CRVO 结论的缺失可能是由于 SCORE 研究筛除了缺血型 CRVO 患者，而这一部分正是可能存在颈动脉病变的高危人群。

## 26. 特殊检查获得的生物学标记

（1）FFA、ICGA 与毛细血管瘤及 BRVO 的关系

BRVO 中 ME 与 VEGF 升高有关，抗 VEGF 治疗在减轻 ME 同时抑制了 MA 形成；持续 MA 与顽固的 ME 有关。对于此种患者，光凝 MA 可作为 ME 辅助治疗方案。值得一提的是，MA 并不一定在 BRVO 发生时就存在，而是在疾病发展过程中出现，并影响 BRVO 预后，所以应对 MA 的出现保持关注并及时、尽早给予激光光凝，改善最终疗效。ICGA 的 MA 提高检出率并精准定位 MA，可能减少激光带来的损伤。

FFA 早期可显示 MA，但如果伴有出血或明显水肿，会影响 FFA 的观察。OCTA 的出现可弥补 FFA 的这一不足，不但波长长、穿透力强，而且可以分层显示视网膜深浅两层发生的毛细血管变化，这种检查是无创操作，反复进行。当然，OCTA 也有其不足，例如不能显示内部无血流的 MA，眼球无法固视导致

的伪影，视网膜水肿和出血引起的分层错误等。目前认为，对于 RVO，FFA 检查仍是无法替代的金标准，OCTA 可作为补充。

（2）黄斑旁血流速度与 RVO 的关系

应用自适应光学激光扫描眼底镜，可以检测到黄斑旁血流速度与 RVO 密切相关，并且可能作为 RVO 预后的生物标记之一。有研究显示，黄斑旁血流速度与 RVO 后 ME 的变化有关。尽管因果关系并不清楚，但考虑与以下几个因素有关：血流减慢引起黄斑局部缺氧，VEGF 升高，组织水肿、渗出；而水肿组织的机械性牵拉，进一步增加张力，最终血液流速减慢。抗 VEGF 治疗后，血流改善情况又影响了疾病的预后。

## 27. RVO 预后及疗效的 OCT 标记

众多研究发现，RVO 患者黄斑中心水肿厚度及其变化与视力预后的关系，即厚度增加，视力下降；水肿吸收，视力回升。但有时抗 VEGF 治疗后的个体差异很大，可有不全应答或完全无应答的情况发生。原因可能与慢性黄斑水肿对黄斑的破坏或者发病初始疾病的黄斑缺血严重程度有关；黄斑水肿的种类如视网膜内囊样水肿或视网膜下积液对视力的预后也有一定影响；另外，OCT 显示的视网膜内出血量的多少、位置并对应于 FFA 的渗漏严重程度等也对视力预后有很大影响。

在大多 RVO 研究中，视网膜厚度变薄伴随着视力提高，但仍有很多患者视力收益有限，这时尽早通过辨识 OCT 改变了解或提示疾病的预后就非常重要。黄斑区椭圆体层的损伤和外界膜的完整与视力的预后密切相关，在 RVO 疾病的早期，如果黄斑部缺血，外层视网膜的改变会非常明显，椭圆体层与外界膜的形态经常会部分或完全消失。这样即使经过积极治疗，视网膜内积液吸收，最终的结果是视网膜的结构不能完全恢复，视力预后较差，这时往往会伴有 RPE 的萎缩。Sim 等的研究也发现，对于视网膜整体缺血较重的患者，经常伴有黄斑缺血的发生，这样的患者在外层视网膜改变的同时也有视网膜内层组织的改变，从而视力预后不佳。

## 28. RVO 预后及疗效的 OCTA 标记

RVO 患者视力减退的主要原因是黄斑囊样水肿。黄斑水肿的严重程度与静脉阻塞的类型、部位、是否影响黄斑的静脉引流、患者初诊时间等均有关。如中央阻塞常导致整个黄斑囊样水肿加重，尤以缺血型明显；半侧静脉阻塞常导致黄斑上半部或下半部水肿，分支静脉阻塞根据分支引流范围的大小，可导致黄斑上或下 1/2 范围水肿或 1/4 范围水肿。由此可见，静脉阻塞的部位和程度是影响患者视力预后的重要因素。阻塞范围愈大，预后愈差。

结构 OCT 提高了临床医生发现和监测视网膜血管性疾病中液性渗出的能力，成为临床观察 RVO 所致视网膜水肿、渗出、出血等变化的不可或缺的工具，但结构 OCT 最大的缺点是无法直接观察毛细血管的丢失和病理性血管生长（新生血管形成）。目前，临床上诊断 RVO 导致的视网膜和脉络膜的血管性病变主要靠眼底荧光血管造影和吲哚菁绿血管造影。为了克服传统结构 OCT 不能直接提供血流信息的缺陷，人们研发了 OCT 血管成像（OCT angiography，OCTA）的方法。

FFA 检测虽然能清晰可见黄斑囊样水肿的形态和范围，但由于其是一种侵入性操作，可导致过敏等严重的并发症发生，因此不能多次重复操作，而且不适宜检测有严重过敏和心血管疾病的患者。不同于荧光素血管造影，OCTA 的主要优点是它不受视网膜内和视网膜下染料渗漏或积存的影响，所以，毛细血管无灌注区和新生血管的边界和面积均可被更加精确测量并定量分析。呈现于结构 OCT 中视网膜内和视网膜下积液可能提供类似液体渗漏的信息。由此可见，尽管 OCT 血管成像不能观察造影剂渗漏，但是它能从其他途径分辨血管异常，大大弥补了这一不足。此外，传统的血管造影为二维图像，区分不同层面的血管异常较为困难，而 OCT 血管成像的三维特性则使其能够分层评估视网膜和脉络膜内的循环异常。

ETDRS 研究将黄斑区缺血分为轻、中、重及完全破坏四种类型，黄斑的缺血严重程度与视力的预后呈负相关，且联系极为密切，中心凹无血管区的面积大小也会影响视力的预后。通过 OCTA 精准测量、引导抗 VEGF 治疗，将对深入了解抗 VEGF 后中心凹无血管区的变化及其与疾病预后的联系至关重要。

# 视网膜静脉阻塞防治策略需要综合考虑

除了基于一线抗 VEGF 药物，多管齐下，个体化治疗以外，由于 RVO 的发病与很多内科疾病相关，故内科医生的关注和理解对 RVO 的诊断和治疗预后具有十分重要的意义。基层眼科医生需要与内科医生紧密配合：

（1）鼓励对 CRVO 和 BRVO 的潜在风险因素进行管理，包括个体化全身血压、糖尿病，以及青光眼和眼压的控制。

（2）提高内科医生和家庭医生对 RVO 患者心血管疾病并发症风险的认识。

（3）检查眼前后段新生血管和新生血管性青光眼的迹象。

（4）治疗有可能造成视力丧失的 RVO 患者。

（5）尽量减少可能对视力和（或）视力相关的生活质量造成负面影响的治疗不良反应。

（6）在永久性视力损害时提供患者的视觉康复服务。

## *29.* RVO 的一般检查建议

RVO 的风险因素，包括高血压、血脂异常、糖尿病和阻塞性睡眠呼吸暂停等。因此如新诊断为 RVO 的患者无上述疾病病史，需针对这些疾病对其进行全面检查。

RVO 的诊断过程中无需对患者是否具有血栓形成倾向进行筛查，除非存在抗磷脂抗体。对血栓形成倾向的检查应只在年龄 < 50 岁的患者中进行。

高半胱氨酸的定量检查目前尚存在争议。无证据表明补充维生素 $B_{12}$ 和叶酸可起到改善预后的作用。

## *30.* RVO 的一般治疗建议

（1）目前尚无可信度较高的证据支持对 RVO 患者使用抗血栓形成药物。

（2）对于出现症状不足 15 日，无青光眼等局部风险因素且无禁忌证的 RVO 患者可应用抗凝药物。

（3）如果需要使用抗凝药物，应首先全剂量应用低分子量肝素（LMWH）10 ～ 15 日，而后半剂量应用 90 日。

（4）对于同时存在心血管疾病的 RVO 患者可应用阿司匹林。

（5）对于持续抗磷脂抗体阳性的 RVO 患者可考虑长期应用抗凝药物，目前尚无最佳药物，可使用华法林。

（6）目前尚无阿哌沙班（Apixaban）、利伐沙班（Rivaroxaban）

和达比加群酯（Dabigatran）等抗凝药物的直接口服使用经验。

## *31.* RVO 的防治策略关键因素

RVO 预后与阻塞部位及阻塞严重程度有关，即距黄斑中心越远、阻塞范围越小的病变预后越好。

CRVO 和 hemi-CRVO 表现相似，常与青光眼有关，容易并发虹膜和房角新生血管，从而继发新生血管性青光眼。BRVO 和 HRVO 表现相似，与 hemi-CRVO 的最显著差异是在阻塞点处形成侧支循环。二者都容易继发视网膜新生血管。

ME 是 RVO 最常见并发症，抗 VEGF 治疗是目前最安全的治疗手段；尽管有白内障和继发眼压增高的并发症，糖皮质激素也是有效治疗方法；激光仍是 BRVO 辅助治疗之一。

系统性疾病（如高血压、糖尿病、高血脂和高凝状态）与 RVO 发生密切相关，加强与患者沟通，协同治疗至关重要。

# 视网膜静脉阻塞诊治及鉴别诊断病例思考

## *32.* 来自青年 CRVO 病例的启示

程某，女，25 岁。

【主诉】右眼突然视力下降 5 天（2013.07.25）。

【既往史】3 个月前因急性胃肠炎出现高烧、腹泻、呕吐症状，给予拜复乐静点后症状好转。

【眼部查体】见表 1。

表 1　CRVO 患者眼部查结果

| | 右眼 | 左眼 |
| --- | --- | --- |
| 最佳矫正视力 | 0.5 | 1.0 |
| 眼压（mmHg） | 15.0 | 16.5 |
| 角膜 | 透明 | 透明 |
| 前房 | 房闪（－） | 房闪（－） |
| 瞳孔 | 圆，3mm，对光反射灵敏 | 圆，3mm，对光反射灵敏 |
| 晶体 | 透明 | 透明 |
| 眼底 | 如图 10 所示 | 如图 10 所示 |

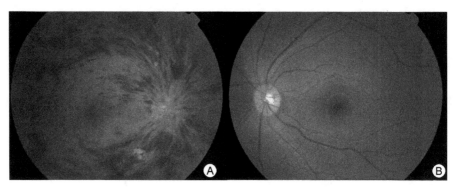

图 10 彩色眼底照相显示（彩图见彩插 5）

注：A：右眼视网膜火焰状出血；B：左眼无明显异常。右眼 OCT 黄斑中央厚度：221μm。

【其他检查结果】

化验结果：内毒素：0.36EU/ml；C3：80.5mg/dl；ANA：+1：80（着丝点）；血常规、尿常规、生化、凝血功能：大致正常；ANCA、血沉、HLA-B27、病毒九项、CRP、ASO、RF、免疫球蛋白 +C4：均未见异常；HIV（－），RPR（－），HBV（－），HCV（－）。

TCD（本院，2013.07.14）：未见明显异常。

动态视野（本院，2013.07.14）：右眼旁中心暗点，左眼正常。

头颅 MRI：未见明显异常。

心电图、胸片：未见明显异常。

【诊断】视网膜中央静脉阻塞。

【病情演变】给予右眼颞侧皮下注射复方樟柳碱 1 支 /qd；金纳多 4 支 qd 静脉点滴。视力逐渐下降，BCVA：0.1（2013.08.07）。彩色眼底照相显示右眼视网膜出血明显增多（图 11），RAPD

（±），右眼 OCT 黄斑中央厚度：587μm。于 2017.08.08 给予雷珠单抗 0.5mg 玻璃体腔注药。

【预后】视网膜出血基本吸收，黄斑中心反光可见（图 11）。

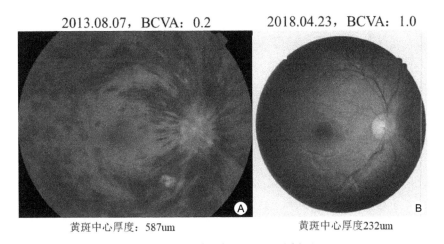

2013.08.07，BCVA：0.2　　　2018.04.23，BCVA：1.0

黄斑中心厚度：587um　　　黄斑中心厚度232um

**图 11　彩色眼底照相（彩图见彩插 6）**

注：A：显示右眼视网膜出血较前明显增多；B：显示经抗 VEGF 治疗后，视网膜出血基本吸收，黄斑中心反光可见。

【病例分析】

中青年 CRVO 主要病因：炎症（感染、全身免疫性疾病、外伤、中毒、结核、眼部自身免疫性特发性视网膜血管炎等）。近年的研究表明，中青年 CRVO 的发病主要与血液流变学的异常相关。本例患者首先应考虑急性胃肠炎，呕吐脱水造成血液黏稠度过高或高凝状态。

患者视力 0.5，没有明显黄斑水肿。首先给予保守治疗，观察病情变化。年轻患者发病较急，变化快，1 周后病情加剧，视力降为 0.1。但如果及时给予适当治疗，所需的治疗更少且预后更好。本例患者仅经一针抗 VEGF 治疗后效果显著，视力很快恢复到 1.0。

在年轻患者中，超过 85% 的非缺血型 CRVO 能够保持 20/200 或更好的视力；在年长患者即使进行了干预，视力仍有所下降。可能与年轻患者有更强的生理储备来抵御 CRVO 所造成的损伤有关。

## *33.* 一例"失败"病例的思考

史某某，男，60 岁。

【主诉】左眼视力下降 1 周 (2014.07.19)。

【既往】否认糖尿病、高血压病史，近 3 个月家中发生较大变故。

【眼部查体】见表 2。

表 2　患者眼部查体结果

|  | 右眼 | 左眼 |
| --- | --- | --- |
| 最佳矫正视力 | 1.0 | 0.3 |
| 眼压 (mmHg) | 12.0 | 13.5 |
| 角膜 | 透明 | 透明 |
| 前房 | 房闪 (－) | 房闪 (－) |
| 瞳孔 | 圆，3mm，对光反射灵敏 | NVI (－)，对光反射灵敏 |
| 晶体 | 轻混 | 轻混 |
| 眼底 | 无异常 | 如图 12 所示 |

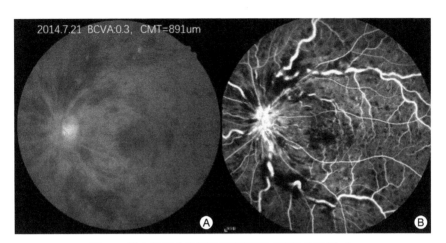

**图 12　患者眼部查体彩色眼底照相（彩图见彩插 7）**

注：A：彩色眼底照相显示左眼视网膜火焰状出血；B：FFA 清晰显示静脉迂曲增粗，视盘强荧光及视网膜荧光遮蔽。黄斑区拱环不完整。

【诊断】左眼视网膜中央静脉阻塞。

【诊疗经过】

2014 年 07 月 21 日给予雷珠单抗 0.5mg 玻璃体腔注药，后来经过间断、不规律抗 VEGF 治疗 ME，行 3 次全视网膜光凝术。但 ME 病情反复，并于 2015 年 9 月和 2016 年 5 月分别因为新生血管青光眼和白内障行抗青光眼和超声乳化＋人工晶体植入手术。2018 年 09 月 08 日荧光血管造影＋彩色眼度照片结果，箭头所示提示病情由原来非缺血型转变为缺血型 CRVO（图 13）。

2017 年 01 月 17 日左眼前房再次积血，再次给予雷珠单抗 0.5mg 玻璃体腔注药 +2 次视网膜远周部补激光约 1900 余点。

（3）2017 年 05 月 28 日欧堡 200°超广角 FFA 自动拼图（图

14）显示远周部布满激光点。后极部血管晚期着染，周边无新生血管及染料渗漏区。继续随访 18 个月，黄斑水肿未再复发，眼压在药物控制下正常。OCT（图 15）显示视网膜萎缩变薄。利用 OCTA 自动测算功能，可以精准计算黄斑区 NP 区面积及位置，以便于随访比较（图 16）。

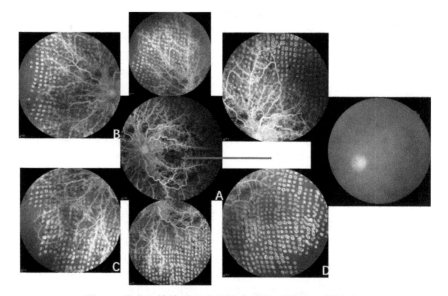

**图 13　荧光血管造影及彩色眼底照相（彩图见彩插 8）**

注：左图为 FFA 拼图，黄斑中心（红箭头所示）及周边缺血区明显扩大（位置 A），B、C、D 三个位置显示大量的周边无灌注区，由于造影角度所限，上方及颞上方看到明显 NP 区。右图为彩色眼底照相，显示视盘萎缩变白，视网膜仍有大量新鲜出血。

【病例分析】

本例患者无糖尿病、高血压、高脂血症等危险因素，但受过严重精神打击，所以，精神因素、环境等对 RVO 的影响不应忽视。

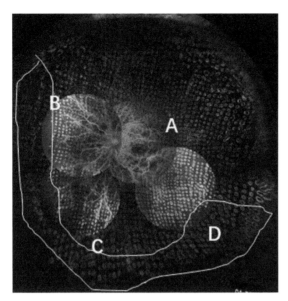

**图 14　欧堡 200°超广角 FFA 自动拼图示**

注：A 显示远周部布满激光点，B、C、D 三个位置的无灌注区被激光斑覆盖。后极部血管晚期着染，周边无新生血管及染料渗漏区。

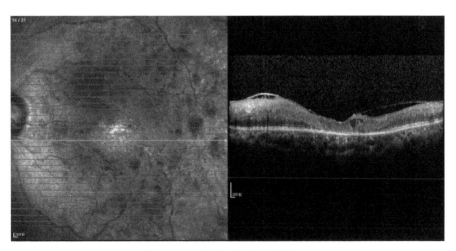

**图 15　OCT 显示（彩图见彩插 9）**

注：内层视网膜凹陷，存有低反射区域（变性囊样水肿）；黄斑中心外界膜与椭圆体层消失。RPE 下高反射区，代表 RPE 萎缩，提示此例患眼视力预后不良（BCVA：0.06）。

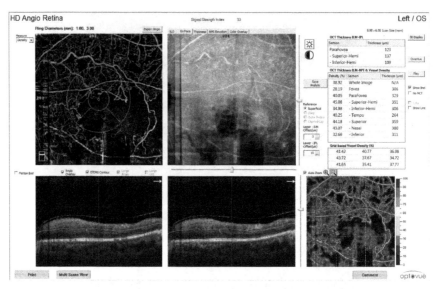

**图 16　OCTA 自动测算功能显示（彩图见彩插 10）**
注：精准计算黄斑区 NP 区面积及位置，以便于随访比较。

　　本例患者被称为一例失败的病例，是因为在早期治疗时由于种种原因，患者的抗 VEGF 治疗方案不规范，导致虽然经过间断、不规律抗 VEGF 治疗，视网膜仍然由非缺血型转变为缺血型 CRVO，最终导致视力严重受损。

　　超广角 FFA 的出现，为缺血性视网膜、脉络膜疾病赋予新的理念。在图 14 中的 B / C / D 周边区域中，由于多种因素，特别是 55°造影成像角度的限制，无法显示周边 NP 区，没有引起主治医师的足够重视。所以，一方面周边视网膜缺血区没有得到妥善处理，导致虽然多次抗 VEGF 药物应用，仍然 RVO 复发；另一方面，缺血严重程度较重，导致新生血管青光眼发作。经过 2 次补激光约 1900 余点后，远周部 NP 基本消除，所以配合仅仅一针抗 VEGF，随访 18 个月，黄斑水肿未再复发，眼压在药物控制下正常。相信这不是巧合，所以我们未来要重视超广角成像引导的远周部视网膜的观察和治疗。

## 34. 追根溯源，都是"结节"惹的祸

王某某，女，58 岁。

【主诉】左眼视力下降半年，右眼视力下降伴视野缺损 1 个月。

【既往史】糖尿病 1 年，口服降糖药，血糖空腹 6.1mmol/ml。偶尔气短，未查出病因。

【眼部查体】见表 3。

表 3  患者眼部查体结果

|  | 右眼 | 左眼 |
| --- | --- | --- |
| 最佳矫正视力 | 0.8 | NLP |
| 眼压（mmHg） | 21.0 | 21.5 |
| 角膜 | 透明 | 透明 |
| 前房 | 房闪（+） | 房闪（+） |
| 瞳孔 | 圆，3mm，对光反射灵敏 | 圆，7mm，对光反射消失 |
| 晶体 | 微混 | 微混 |
| 眼底 | 如图 17 所示 | 如图 17 所示 |

【眼底彩照】见图 17。

【FFA+ACGA】见图 18。

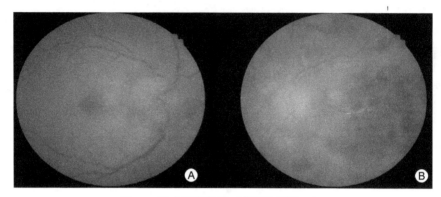

**图 17 眼底彩照显示（彩图见彩插11）**

注：A：彩色眼底照相显示右眼视盘水肿，边界不清。静脉轻度迂曲增粗，后极部乳斑束区域水肿，色泽苍白；B：显示视盘水肿及视网膜出血更为明显，黄斑区受到累及，可见硬渗。

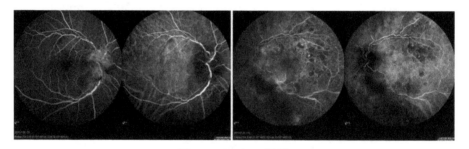

**图 18 FFA+ICGA 显示**

注：FFA 显示（45″）右眼视盘荧光渗漏；FFA（21′55″）显示左眼血管弓下方荧光遮蔽（出血），黄斑颞侧及上方大量 NP 区。

## 【检查结果】

实验室检查：血常规（−），血生化（−），血沉（28mmol／ml），血管紧张素转化酶（++），结核感染 T 细胞（−），风湿免疫相关抗体（−）。

MRI：双眼泪腺、眼外肌、球后筋膜、组织间隙可见异常强化，右眼视神经鞘膜异常强化、左眼视神经增粗合并异常强化，考虑全身炎性病变（图19）。

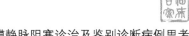

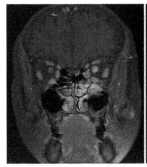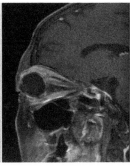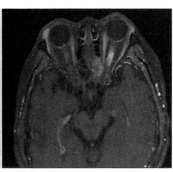

图 19　MRI 显示

胸部 CT：多发性纵隔淋巴结肿大，肺部可见多发结节（图20）。

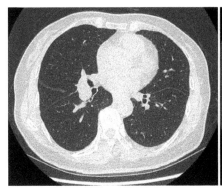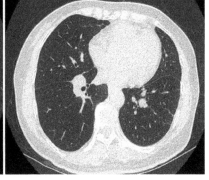

图 20　胸部 CT 显示

【病例总结】

结节病是一种非干酪样坏死性上皮细胞肉芽肿炎症性疾病，病因不明，以侵犯肺实质为主，并累及全身多脏器，如淋巴结、皮肤、关节、肝、肾及心脏等组织。所有结节病患者中，眼部受累占 20%～25%，通常还累及其他器官，也可以表现为单一眼部受累。结节病的发病年龄为 30 岁左右，眼眶内结节病好发于 50 岁以上妇女。

结节病的眼部病变可影响眼部及其附属器的各个部位，如眼部血管、神经炎、眼外肌肉、眼眶壁、泪腺及眼周皮肤。结节病单独累及眼眶少见，双侧同时累及多见。泪腺外病变非常少见，包括视神经和（或）神经鞘、眼外肌、眼睑和眶膈前软组织。

结节病眼底病变诊断较为困难，眼底改变常与 RVO 相混淆，可以出现视盘水肿，静脉血管迂曲扩张，视网膜出血、渗出及黄斑水肿等表现（表 4）。

表 4　RVO 与结节病鉴别要点

|  | RVO | 结节病 |
| --- | --- | --- |
| 发病特点 | 急性发病 | 亚急性或者慢性 |
| 基础疾病 | 高血压、糖尿病、动脉硬化 | 其他器官结节病 |
| 眼部表现 | 眼前节不受累<br>眼底火焰状出血、静脉充盈缓慢、静脉扩张迂曲和黄斑囊样水肿等表现 | 常合并角膜炎和葡萄膜炎<br>眼底表现多样 |
| 眼眶 MRI | 极少合并视神经病变及眼眶炎性病变 | 可合并视神经病变及眼眶脂肪、肌肉和筋膜的炎性病变 |
| 其他神经系统病变 | 很少合并 | 常合并 |
| 激素治疗 | 无效 | 口服激素效果好 |
| 病程特点 | 极少复发 | 常复发 |

## 35. "失之毫厘，谬以千里"，此栓非彼栓

高某，女，29 岁。

【主诉】双眼视物模糊 3 个月，加重 1 周。

【既往史】（－）

【家族史】（－）

【眼部查体】见表 5。

表 5　患者眼部查体结果

|  | 右眼 | 左眼 |
| --- | --- | --- |
| 最佳矫正视力 | 0.8 | 0.6 |
| 眼压（mmHg） | 14.2 | 15.1 |
| 角膜 | 透明 | 透明 |
| 前房 | 常深，房水清 | 常深，房水清 |
| 晶体 | 透明 | 透明 |
| 眼底 | 如图 21 所示 | 如图 21 所示 |

【检查】彩色眼底照相显示双眼视盘充血水肿，视网膜少量出血（图 21）；头颅及眼眶 MRI 未见明显异常（图 22）；磁共振静脉造影（MRV）显示左侧横窦乙状窦明显狭窄（图 23）。

【病例分析】

颅内静脉血栓形成（cerebral venous thrombosis，CVT）是由多种原因所致的脑静脉回流受阻的一组血管疾病，包括颅内静脉窦和静脉血栓形成。

眼部病变主要来源于颅高压。常双眼发病，主要表现为双眼视乳头重度水肿，隆起明显，血管怒张，可伴有视网膜出血、黄斑部渗出等表现病例诊断鉴别要点（表6）。

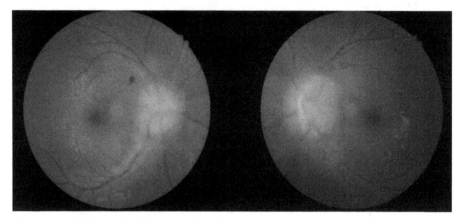

图21 双眼视盘充血水肿，视网膜少量出血（彩图见彩插12）

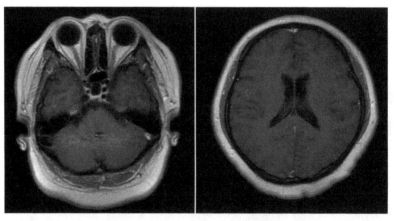

图22 头颅及眼眶MRI未见明显异常

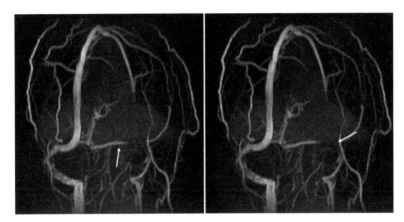

图 23 左侧横窦乙状窦明显狭窄（如白色箭头所示）

表 6 RVO 与 CVST 鉴别要点

|  | RVO | CVST |
|---|---|---|
| 发病部位 | 单眼发病 | 双眼发病 |
| 伴随症状 | 无 | 头痛、耳鸣、一过性黑蒙 |
| 颅压 | 正常 | 明显升高 |
| 发病人群 | 老年人高发，男女无差别 | 中青年女性高发 |
| 视野 | 缺血部位相对应的视野缺损 | 生理盲点扩大 |
| 黄斑水肿 | 常见 | 不常见 |
| 火焰状出血 | 常见 | 不常见 |
| 新生血管和 NP 区 | 常见 | 不常见 |
| 血管影像学 | 无异常 | 静脉窦狭窄和闭塞 |

## 36. "雾里看花"，看轻重更要论缓急

张某，男性，61 岁，左眼突然视物不见伴眼痛 1 天。

【现病史】患者2周前自西藏旅游后自觉左侧肢体无力，就诊于神经内科，近1周患者肢体无力症状明显加重，转入神经外科拟行左侧颈内动脉支架植入术，术前患者突发左眼眼痛伴视物不见，急请眼科会诊。

【既往史】既往体健，否认高血压、糖尿病、冠心病等慢性疾病病史。

【家族史】否认家族遗传性病史。

【眼部检查】视力：右眼1.0，左眼眼前光感。眼压：右眼15mmHg 左眼46mmHg，右眼角膜清，前房中深，瞳孔圆，NVI（+），直径约3mm，晶体轻度混浊，左眼混合充血，角膜水肿，前房中深，瞳孔中大，虹膜红变，晶体轻度混浊。眼底：右眼视盘边清色可，动脉细反光强，视网膜周边可见点状出血，未见渗出。左眼眼底视不清。

【辅助检查】脑血流图：双颈内动脉颅外段重度病变（左侧狭窄，右侧闭塞），双眼动脉反向低搏动，双眼动脉可探及多支正、反向，高低流速伴低搏动侧支血流信号，双半球血流低流低搏动（主要为同侧颈外－眼动脉侧支供血）双椎动脉－双后动脉狭窄。头颅CTA：右侧颈内动脉未见显影，闭塞可能，左侧颈内动脉、双侧椎动脉、双侧大脑前、中、后动脉硬化，部分管腔重度狭窄，右侧额叶和左侧枕叶血流灌注减低（图24）。

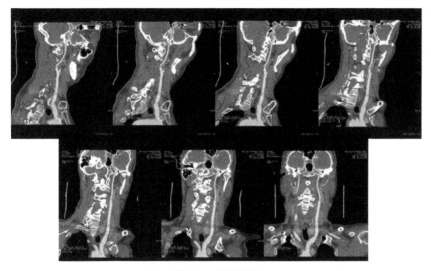

**图 24 头颅 CTA**

注：右侧颈内动脉未见显影，闭塞可能，左侧颈内动脉，双侧椎动脉，双侧大脑前、中、后动脉硬化，部分管腔重度狭窄，右侧额叶和左侧枕叶血流灌注减低。

【临床印象】左眼新生血管性青光眼，左眼眼缺血综合征。

【处置方案】给予降眼压治疗后，进行左眼眼底检查：左眼视网膜可见多处圆片状出血，未见明显渗出（图 25）。行 FFA 检查：左眼臂 - 视网膜循环时间及视网膜内循环时间延长（图 26）。由于患者全身症状较重，仍按原计划行左侧颈内动脉支架植入术，术后虹膜新生血管部分减退，左眼全视网膜激光光凝治疗，并给予降眼压药物治疗，左眼眼压控制至 30mmHg，左眼视力：手动 /10cm，虹膜仍有部分新生血管，颈内动脉植入术后一个半月进行左眼抗 VEGF 药物眼内注射及左眼小梁切除术。术后眼压稳定，左眼视力：手动 /10cm。

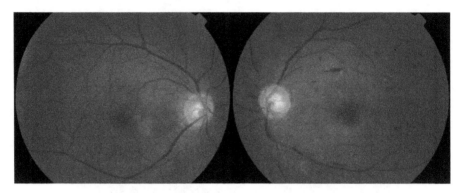

图 25　左眼视网膜多处圆形出血斑，黄斑上方可见一条状出血（彩图见彩插 13）

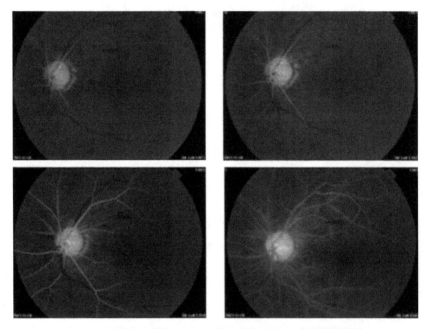

图 26　左眼动脉前锋（+），灌注明显延迟，晚期管壁着染

【病例分析】

眼缺血综合征（OIS）是颈动脉阻塞或狭窄所致的脑和眼供血不足而产生的一系列脑和眼部症状，是一类涵盖眼科、神经内

外科等多学科的疾病，其 5 年病死率高达 40%。

眼缺血综合征最常见的病因是动脉粥样硬化，另外，血栓形成、巨细胞动脉炎、Behcet's 病、创伤、血管痉挛、动脉瘤切除术后等可导致颈内动脉狭窄的疾病都可以引起眼缺血综合征。颈动脉粥样硬化是全身动脉硬化的重要组成部分，作为进展性动脉粥样硬化标志的纤维斑块，早在 25 ~ 40 岁时即可在颈动脉出现，当斑块阻塞或斑块脱落后，即导致颈内动脉狭窄，并有可能发生眼缺血综合征。

通常认为，严重的颈动脉狭窄或闭塞是引起眼供血不足，进而导致眼缺血综合征发生的主要原因。研究发现，颈内动脉狭窄或闭塞时，仅有 4% ~ 18% 的病例发生眼缺血综合征。颈内动脉系统严重狭窄时，眼缺血综合征的发生与否与多种因素相关。其中，侧支循环的形成在维持眼部及脑部供血中起到了不可或缺的作用。

颈内动脉狭窄超过 90% 时，患者才会出现明显症状及体征，但是如果患者建立了有效的侧支循环，可以不出现任何症状。大部分患者早期症状轻微，表现多样，无特异症状，可有视力逐渐下降、一过性黑蒙、眼部或眶周疼痛等慢性缺血表现，可伴有视物重影、头晕、头痛及半侧肢体麻木等全身症状。由于早期症状常被患者忽视，极易漏诊，确诊时患者视功能往往已严重受损甚至致盲。当检查一名可疑眼缺血综合征患者时，应特别注意结膜/巩膜外侧的血管扩张、角膜水肿、前房水闪辉、虹膜新生血管。散瞳之前应使用前房角镜观察房角新生血管形成，因为虹膜表面可不形成新生血管。当出现不规则视网膜静脉扩张、动脉狭窄及自发性视网膜动脉搏动时，需要更加引起重视，需仔细检查中周部视网膜有无新生血管、斑点状视网膜出血及栓子。

随着影像检查技术的不断进步，诊断颈动脉狭窄的手段日趋完善，经颅多普勒超声对颈内动脉起始段狭窄或闭塞部位、程度及颅内侧支循环的判断均具有良好的敏感性和特异性，是诊断颅内和颈部大血管狭窄或闭塞的可靠方法。磁共振血管造影对颈部或颅内大血管闭塞和狭窄可以显示血管的形态改变和管径异常。数字减影血管造影是确诊颈动脉狭窄的金标准，它在判断狭窄的程度和范围方面优于其他检查，但数字减影血管造影毕竟有一定创伤及风险，因此，无创检查手段经颅多普勒超声、磁共振血管造影越来越受到重视。

眼缺血综合征治疗预后往往不佳，但早期治疗能够改善患者的视觉质量。因此，早期正确诊断、积极干预显得尤为重要，需要眼科医生联合相关科室的医生共同诊治。治疗目的为治疗眼部缺血并发症、延缓眼部缺血的进一步发展，明确并治疗血管疾病的危险因素，合理把握手术时机。颈动脉狭窄是眼缺血综合征最主要的原因，通过外科手术干预，解除颈内动脉狭窄，恢复眼球血液灌注，在一定程度上能改善患者的视功能。眼部治疗主要是通过对症治疗，达到缓解眼部症状及减轻并发症，缓解患者疼痛或不适的目的。

# 参考文献

1. Isola V, Pece A, Massironi C, et al. Accelerated ischemic vascular retinopathy after intravitreally injected bevacizumab for central retinal vein occlusion in elderly patients. Clin Ophthalmol, 2013, 7: 455-460.

2. Kovacs K, Marra K V, Yu G, et al. Angiogenic and inflammatory vitreous biomarkers associated with increasing levels of retinal ischemia. Invest Ophthalmol Vis Sci, 2015, 56 (11): 6523-6530.

3. Noma H, Funatsu H, Yamasaki M, et al. Aqueous humour levels of cytokines are correlated to vitreous levels and severity of macular oedema in branch retinal vein occlusion. Eye (Lond), 2008, 22 (1): 42-48.

4. Singer M, Tan C S, Bell D, et al. Area of peripheral retinal nonperfusion and treatment response in branch and central retinal vein occlusion. Retina, 2014, 34 (9): 1736-1742.

5. Jung S H, Kim K A, Sohn S W, et al. Association of aqueous humor cytokines with the development of retinal ischemia and recurrent macular edema in retinal vein

occlusion. Invest Ophthalmol Vis Sci，2014，55（4）：2290-2296.

6. Domalpally A，Peng Q，Danis R，et al. Association of outer retinal layer morphology with visual acuity in patients with retinal vein occlusion：SCORE Study Report 13. Eye（Lond），2012，26（7）：919-924.

7. Iida Y，Muraoka Y，Uji A，et al.Associations between macular edema and circulatory status in eyes with retinal vein occlusion. Retina，2017，37（10）：1896-1904.

8. Scott I U，Vanveldhuisen P C，Oden N L，et al. Baseline characteristics and response to treatment of participants with hemiretinal compared with branch retinal or central retinal vein occlusion in the standard care vs corticosteroid for retinal vein occlusion（SCORE）study：SCORE study report 14. Arch Ophthalmol，2012，130（12）：1517-1524.

9. Rayess N，Rahimy E，Ying G S，et al. Baseline choroidal thickness as a predictor for treatment outcomes in central retinal vein occlusion. Am J Ophthalmol，2016，171：47-52.

10. Scott I U，VanVeldhuisen P C，Ip M S，et al. Baseline factors associated with 6-month visual acuity and retinal thickness outcomes in patients with macular edema secondary to central retinal vein occlusion or hemiretinal vein occlusion：SCORE2 Study report 4. JAMA Ophthalmol，2017，135（6）：639-649.

11. Scott I U，VanVeldhuisen P C，Oden N L，et al. Baseline predictors of visual acuity and retinal thickness outcomes in patients with retinal vein occlusion：Standard Care Versus Corticosteroid for Retinal Vein Occlusion Study report 10. Ophthalmology，

2011, 118 (2): 345-352.

12. Ashraf M, Souka A A, Singh R P. Central retinal vein occlusion: modifying current treatment protocols. Eye (Lond), 2016, 30 (4): 505-514.

13. Terui T, Kondo M, Sugita T, et al. Changes in areas of capillary nonperfusion after intravitreal injection of bevacizumab in eyes with branch retinal vein occlusion. Retina, 2011, 31 (6): 1068-1074.

14. Mir T A, Kherani S, Hafiz G, et al. Changes in retinal nonperfusion associated with suppression of vascular endothelial growth factor in retinal vein occlusion. Ophthalmology, 2016, 123 (3): 625-634.

15. Okamoto M, Yamashita M, Sakamoto T, et al. Choroidal blood flow and thickness as predictors for response to anti-vascular endothelial growth factor therapy in macular edema secondary to branch retinal vein occlusion. Retina, 2018, 38 (3): 550-558.

16. Pfau M, Fassnacht-Riederle H, Becker M D, et al. Clinical outcome after switching therapy from ranibizumab and / or bevacizumab to aflibercept in central retinal vein occlusion. Ophthalmic Research, 2015, 54 (3): 150-156.

17. Ehrlich R, Ciulla T A, Moss A M, et al. Combined treatment of intravitreal bevacizumab and intravitreal triamcinolone in patients with retinal vein occlusion: 6 months of follow-up. Graefes Arch Clin Exp Ophthalmol, 2010, 248 (3): 375-380.

18. Kim H J, Yoon H G, Kim S T. Correlation between macular ganglion cell-inner plexiform layer thickness and visual acuity after resolution of the macular edema secondary to central retinal vein occlusion. Int J Ophthalmol, 2018, 11 (2): 256-

261.

19. Lima V C, Yeung L, Castro L C, et al. Correlation between spectral domain optical coherence tomography findings and visual outcomes in central retinal vein occlusion. Clin Ophthalmol, 2011, 5: 299-305.

20. Haller J A, Bandello F, Belfort R, et al. Dexamethasone intravitreal implant in patients with macular edema related to branch or central retinal vein occlusion. Ophthalmology, 2011, 118 (12): 2453-2460.

21. Feng J, Zhao T, Zhang Y, et al. Differences in aqueous concentrations of cytokines in macular edema secondary to branch and central retinal vein occlusion. PLoS One, 2013, 8 (7): e68 149.

22. Rehak M, Tilgner E, Franke A, et al. Early peripheral laser photocoagulation of nonperfused retina improves vision in patients with central retinal vein occlusion (Results of a proof of concept study). Graefes Arch Clin Exp Ophthalmol, 2014, 252 (5): 745-752.

23. Singer M A, Bell D J, Woods P, et al. Effect of combination therapy with bevacizumab and dexamethasone intravitreal implant in patients with retinal vein occlusion. Retina, 2012, 32 (7): 1289-1294.

24. Lotfy A, Solaiman K A M, Abdelrahman A, et al. Efficacy and frequency of intravitreal aflibercept versus bevacizumab for macular edema secondary to central retinal vein occlusion. Retina, 2018, 38 (9): 1795-1800.

25. Tsuiki E, Suzuma K, Ueki R, et al. Enhanced depth imaging optical coherence tomography of the choroid in central retinal vein occlusion. Am J Ophthalmol, 2013,

156（3）：543-547.

26. Laviers H，Zambarakji H. Enhanced depth imaging-OCT of the choroid：a review of the current literature. Graefes Arch Clin Exp Ophthalmol，2014，252（12）：1871-1883.

27. Powner M B，Sim D A，Zhu M，et al. Evaluation of nonperfused retinal vessels in ischemic retinopathy. Invest Ophthalmol Vis Sci，2016，57（11）：5031-5037.

28. Conrath J，Giorgi R，Raccah D，et al. Foveal avascular zone in diabetic retinopathy：quantitative vs qualitative assessment. Eye（Lond），2005，19（3）：322-326.

29. Hayreh S S，Zimmerman M B. Fundus changes in branch retinal vein occlusion. Retina，2015，35（5）：1016-1027.

30. Larsen M，Waldstein S M，Boscia F，et al. Individualized ranibizumab regimen driven by stabilization criteria for central retinal vein occlusion：twelve-month results of the CRYSTAL study. Ophthalmology，2016，123（5）：1101-1111.

31. Ogura S，Yasukawa T，Kato A，et al. Indocyanine green angiography-guided focal laser photocoagulation for diabetic macular edema. Ophthalmologica，2015，234（3）：139-150.

32. Deobhakta A，Chang L K. Inflammation in retinal vein occlusion. Int J Inflam，2013，2013：438412.

33. Campochiaro P A，Clark W L，Boyer D S，et al. Intravitreal aflibercept for macular edema following branch retinal vein occlusion：the 24-week results of the

中国医学临床百家

VIBRANT study. Ophthalmology, 2015, 122 (3): 538-544.

34. Papakostas T D, Lim L, van Zyl T, et al. Intravitreal aflibercept for macular oedema secondary to central retinal vein occlusion in patients with prior treatment with bevacizumab or ranibizumab. Eye (Lond), 2016, 30 (1): 79-84.

35. Heier J S, Clark W L, Boyer D S, et al. Intravitreal aflibercept injection for macular edema due to central retinal vein occlusion: two-year results from the COPERNICUS study. Ophthalmology, 2014, 121 (7): 1414-1420.

36. Korobelnik J F, Holz F G, Roider J, et al. Intravitreal aflibercept injection for macular edema resulting from central retinal vein occlusion: one-year results of the phase 3 GALILEO study. Ophthalmology, 2014, 121 (1): 202-208.

37. Stem M S, Talwar N, Comer G M, et al. A longitudinal analysis of risk factors associated with central retinal vein occlusion. Ophthalmology, 2013, 120 (2): 362-370.

38. Campochiaro P A, Sophie R, Pearlman J, et al. Long-term outcomes in patients with retinal vein occlusion treated with ranibizumab: the RETAIN study. Ophthalmology, 2014, 121 (1): 209-219.

39. Sophie R, Hafiz G, Scott A W, et al. Long-term outcomes in ranibizumab-treated patients with retinal vein occlusion: the role of progression of retinal nonperfusion. Am J Ophthalmol, 2013, 156 (4): 693-705.

40. Coscas G, Loewenstein A, Augustin A, et al. Management of retinal vein occlusion--consensus document. Ophthalmologica, 2011, 226 (1): 4-28.

41. Tomiyasu T, Hirano Y, Yoshida M, et al. Microaneurysms cause refractory

macular edema in branch retinal vein occlusion. Sci Rep，2016，6：29 445.

42. Suzuki N，Hirano Y，Yoshida M，et al. Microvascular abnormalities on optical coherence tomography angiography in macular edema associated with branch retinal vein occlusion. Am J Ophthalmol，2016，161：126-132.

43. Kaneda S，Miyazaki D，Sasaki S，et al. Multivariate analyses of inflammatory cytokines in eyes with branch retinal vein occlusion：relationships to bevacizumab treatment. Invest Ophthalmol Vis Sci，2011，52（6）：2982-2988.

44. Rogers S L，McIntosh R L，Lim L，et al. Natural history of branch retinal vein occlusion：an evidence-based systematic review. Ophthalmology，2010，117（6）：1094-1101.

45. McIntosh R L，Rogers S L，Lim L，et al. Natural history of central retinal vein occlusion：an evidence-based systematic review. Ophthalmology，2010，117（6）：1113-1123.

46. Hayreh S S. Ocular vascular occlusive disorders：natural history of visual outcome. Prog Retin Eye Res，2014，41：1-25.

47. Ozkok A，Saleh O A，Sigford D K，et al. The OMAR study：comparison of ozurdex and triamcinolone acetonide for refractory cystoid macular edema in retinal vein occlusion. Retina，2015，35（7）：1393-1400.

48. Berger A R，Cruess A F，Altomare F，et al. Optimal treatment of retinal vein occlusion：canadian expert consensus. Ophthalmologica，2015，234（1）：6-25.

49. Sim D A，Keane P A，Rajendram R，et al. Patterns of peripheral retinal and central macula ischemia in diabetic retinopathy as evaluated by ultra-widefield fluorescein

angiography. Am J Ophthalmol, 2014, 158 (1)：144-153.

50. Liu H, Li S, Zhang Z, Shen J. Predicting the visual acuity for retinal vein occlusion after ranibizumab therapy with an original ranking for macular microstructure. Exp Ther Med, 2018, 15 (1)：890-896.

51. Bhisitkul R B, Campochiaro P A, Shapiro H, et al. Predictive value in retinal vein occlusions of early versus late or incomplete ranibizumab response defined by optical coherence tomography. Ophthalmology, 2013, 120 (5)：1057-1063.

52. Spaide R F. Prospective study of peripheral panretinal photocoagulation of areas of nonperfusion in central retinal vein occlusion. Retina , 2013, 33 (1)：56-62.

53. Ip M S, Scott I U, VanVeldhuisen P C, et al. A randomized trial comparing the efficacy and safety of intravitreal triamcinolone with observation to treat vision loss associated with macular edema secondary to central retinal vein occlusion：the Standard Care vs Corticosteroid for Retinal Vein Occlusion (SCORE) study report 5. Arch Ophthalmol, 2009, 127 (9)：1101-1114.

54. Scott I U, Ip M S, Van Veldhuisen P C, et al. A randomized trial comparing the efficacy and safety of intravitreal triamcinolone with standard care to treat vision loss associated with macular Edema secondary to branch retinal vein occlusion：the Standard Care vs Corticosteroid for Retinal Vein Occlusion (SCORE) study report 6. Arch Ophthalmol , 2009, 127 (9)：1115-1128.

55. Haller J A, Bandello F, Belfort R Jr, et al. Randomized, sham-controlled trial of dexamethasone intravitreal implant in patients with macular edema due to retinal

vein occlusion. Ophthalmology，2010，117（6）：1134-1146.

56. Chatziralli I，Theodossiadis G，Chatzirallis A，et al. Ranibizumab for retinal vein occlusion：predictive factors and long-term outcomes in real-life data. Retina，2018，38（3）：559-568.

57. Gerding H，Mones J，Tadayoni R，et al. Ranibizumab in retinal vein occlusion：treatment recommendations by an expert panel. Br J Ophthalmol，2015，99（3）：297-304.

58. Sharareh B，Gallemore R，Taban M，et al. Recalcitrant macular edema after intravitreal bevacizumab is responsive to an intravitreal dexamethasone implant in retinal vein occlusion. Retina，2013，33（6）：1227-1231.

59. Sakimoto S，Kamei M，Suzuki M，et al. Relationship between grades of macular perfusion and foveal thickness in branch retinal vein occlusion. Clin Ophthalmol，2013，7：39-45.

60. Tan C S，Chew M C，Sadda S R. Reperfusion of areas of ischemia in central retinal vein occlusion. JAMA Ophthalmol，2015，133（2）：227-228.

61. Winegarner A，Wakabayashi T，Hara-Ueno C，et al. Retinal microvasculature and visual acuity after intravitreal aflibercept in eyes with central retinal vein occlusion：an optical coherence tomography angiography study. Retina，2018，38（10）：2067-2072.

62. Garweg J G，Zandi S. Retinal vein occlusion and the use of a dexamethasone intravitreal implant （Ozurdex®） in its treatment. Graefes Arch Clin Exp Ophthalmol，

2016，254（7）：1257-1265.

63. Ehlers J P，Fekrat S. Retinal vein occlusion：beyond the acute event. Surv Ophthalmol，2011，56（4）：281-299.

64. Jonas J B，Mones J，Glacet-Bernard A，et al. Retinal Vein Occlusions. Dev Ophthalmol，2017，58：139-167.

65. Pulido J S，Flaxel C J，Adelman R A，et al. Retinal vein occlusions preferred practice pattern® guidelines. Ophthalmology ，2016，123（1）：182-208.

66. Ho M，Liu D T，Lam D S，et al . Retinal vein occlusions，from basics to the latest treatment. Retina，2016，36（3）：432-448.

67. Garcia-Horton A，Al-Ani F，Lazo-Langner A. Retinal vein thrombosis：the Internist's role in the etiologic and therapeutic management. Thromb Res，2016，148：118-124.

68. Scholz P，Altay L，Fauser S. A review of subthreshold micropulse laser for treatment of macular disorders. Adv Ther，2017，34（7）：1528-1555.

69. Noma H，Mimura T，Yasuda K，et al. Role of soluble vascular endothelial growth factor receptor signaling and other factors or cytokines in central retinal vein occlusion with macular edema. Invest Ophthalmol Vis Sci，2015，56（2）：1122-1128.

70. Noma H，Mimura T，Yasuda K，et al. Role of soluble vascular endothelial growth factor receptors-1 and -2，their ligands，and other factors in branch retinal vein occlusion with macular edema. Invest Ophthalmol Vis Sci ，2014，55（6）：3878-3885.

71. Domalpally A，Blodi B A，Scott I U，et al. The Standard Care vs Corticosteroid for Retinal Vein Occlusion（SCORE）study system for evaluation of optical coherence tomograms：SCORE study report 4. Arch Ophthalmol，2009，127（11）：1461-1467.

72. Blodi B A，Domalpally A，Scott I U，et al. Standard Care vs Corticosteroid for Retinal Vein Occlusion（SCORE）Study system for evaluation of stereoscopic color fundus photographs and fluorescein angiograms：SCORE Study Report 9. Arch Ophthalmol，2010，128（9）：1140-1145.

73. Lin L L，Dong Y M，Zong Y，et al. Study of retinal vessel oxygen saturation in ischemic and non-ischemic branch retinal vein occlusion. Int J Ophthalmol，2016，9（1）：99-107.

74. Du K F，Xu L，Shao L，et al. Subfoveal choroidal thickness in retinal vein occlusion. Ophthalmology，2013，120（12）：2749-2750.

75. Parodi M B，Spasse S，Iacono P，et al. Subthreshold grid laser treatment of macular edema secondary to branch retinal vein occlusion with micropulse infrared（810 nanometer）diode laser. Ophthalmology，2006，113（12）：2237-2242.

76. Larsen M，Waldstein S M，Priglinger S，et al. Sustained benefits from ranibizumab for central retinal vein occlusion with macular edema：24-month results of the CRYSTAL study. Ophthalmology Retina，2018，2（2）：134-142.

77. Brown D M，Campochiaro P A，Bhisitkul R B，et al. Sustained benefits from ranibizumab for macular edema following branch retinal vein occlusion：12-month

outcomes of a phase III study. Ophthalmology, 2011, 118 (8): 1594-1602.

78. Campochiaro P A, Brown D M, Awh C C, et al. Sustained benefits from ranibizumab for macular edema following central retinal vein occlusion: twelve-month outcomes of a phase III study. Ophthalmology, 2011, 118 (10): 2041-2049.

79. Tadayoni R, Waldstein S M, Boscia F, et al. Sustained benefits of ranibizumab with or without laser in branch retinal vein occlusion: 24-month results of the BRIGHTER study. Ophthalmology, 2017, 124 (12): 1778-1787.

80. Ehlers J P, Kim S J, Yeh S, et al. Therapies for macular edema associated with branch retinal vein occlusion: a report by the American Academy of Ophthalmology. Ophthalmology, 2017, 124 (9): 1412-1423.

81. Yeh S, Kim S J, Ho A C, et al. Therapies for macular edema associated with central retinal vein occlusion: a report by the American Academy of Ophthalmology. Ophthalmology, 2015, 122 (4): 769-778.

82. Campochiaro P A, Bhisitkul R B, Shapiro H, et al. Vascular endothelial growth factor promotes progressive retinal nonperfusion in patients with retinal vein occlusion. Ophthalmology, 2013, 120 (4): 795-802.

83. Liu W, Xu L, Jonas J B. Vein occlusion in Chinese subjects. Ophthalmology, 2007, 114 (9): 1795-1796.

84. Balaratnasingam C, Inoue M, Ahn S, et al. Visual acuity is correlated with the area of the foveal avascular zone in diabetic retinopathy and retinal vein occlusion. Ophthalmology, 2016, 123 (11): 2352-2367.

85. Noma H, Funatsu H, Mimura T, et al. Vitreous levels of interleukin-6 and vascular endothelial growth factor in macular edema with central retinal vein occlusion. Ophthalmology, 2009, 116 (1): 87-93.

# 出版者后记
## Postscript

科学技术文献出版社自 1973 年成立即开始出版医学图书，40 余年来，医学图书的内容和出版形式都发生了很大变化，这些无一不与医学的发展和进步相关。《中国医学临床百家》从 2016年策划至今，感谢 600 余位权威专家对每本书、每个细节的精雕细琢，现已出版作品近百种。2018 年，丛书全面展开学科总主编制，由各个学科权威专家指导本学科相关出版工作，我们以饱满的热情迎来了《中国医学临床百家》丛书各个分卷的诞生，也期待着《中国医学临床百家》丛书的出版工作更加科学与规范。

近几年，中国的临床医学有了很大的发展，在国际医学领域也开始崭露头角。以北京天坛医院牵头的 CHANCE 研究成果改写美国脑血管病二级预防指南为标志，中国一批临床专家的科研成果正在走向世界。但是，这些权威临床专家的科研成果多数首先发表在国外期刊上，之后才在国内期刊、会议中展现。如果出版专著，又为多人合著，专家个人的观点和成果精华被稀释。为改变这种零落的展现方式，作为科技部所属的唯一一家出版机构，我们有责任为中国的临床医生提供一个系统展示临床研究成果的舞台。为此，我们策划出版了这套高端医学专著——《中国医学临床百家》丛书。

"百家"既指临床各学科的权威专家，也取百家争鸣之义。

丛书中每一本书阐述一种疾病的最新研究成果及专家观点，按年度持续出版，强调医学知识的权威性和时效性，以期细致、连续、全面展示我国临床医学的发展历程。与其他医学专著相比，本丛书具有出版周期短、持续性强、主题突出、内容精练、阅读体验佳等特点。在图书出版的同时，同步通过万方数据库等互联网平台进入全国的医院，让各级临床医师和医学科研人员通过数据库检索到专家观点，并能迅速在临床实践中得以应用。

在与作者沟通过程中，他们对丛书出版的高度认可给了我们坚定的信心。北京协和医院邱贵兴院士说"这个项目是出版界的创新……项目持续开展下去，对促进中国临床学科的发展能起到很大作用"。中国人民解放军第二军医大学孙颖浩校长表示"我鼓励我国的泌尿外科医生把自己的创新成果和宝贵的经验传播给国内同行，我期待本丛书的出版"；北京大学第一医院霍勇教授认为"百家丛书很有意义"。我们感谢这么多临床专家积极参与本丛书的写作，他们在深夜里的奋笔，感动着我们，鼓舞着我们，这是对本丛书的巨大支持，也是对我们出版工作的肯定，我们由衷地感谢作者的支持与付出！

在传统媒体与新兴媒体相融合的今天，打造好这套在互联网时代出版与传播的高端医学专著，为临床科研成果的快速转化服务，为中国临床医学的创新及临床医师诊疗水平的提升服务，我们一直在努力！

科学技术文献出版社

2018 年春

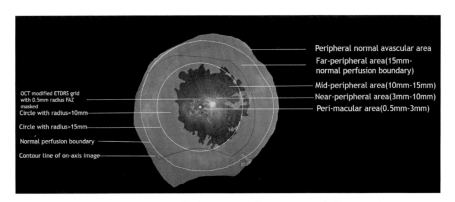

彩插 1　超广角荧光血管造影的视网膜分区（见正文第 018 页）

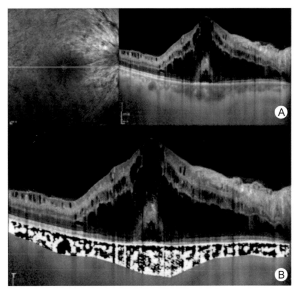

彩插 2　一例 CRVO 患者的扫描示意（见正文第 025 页）

注：A：EDI-OCT 图像；B：进行二值化后对脉络膜血管管腔和基质进行测算的示意图。

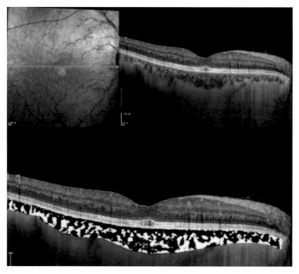

**彩插 3　同一患者抗 VEGF 治疗前后 CVI（见正文第 026 页）**

注：由 64% 升高为 69.8%，提示脉络膜内积液减少，血管成分比例提高。

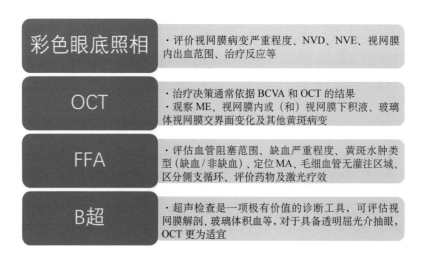

| 彩色眼底照相 | ·评价视网膜病变严重程度、NVD、NVE、视网膜内出血范围、治疗反应等 |
| --- | --- |
| OCT | ·治疗决策通常依据 BCVA 和 OCT 的结果<br>·观察 ME、视网膜内或（和）视网膜下积液、玻璃体视网膜交界面变化及其他黄斑病变 |
| FFA | ·评估血管阻塞范围、缺血严重程度、黄斑水肿类型（缺血/非缺血）、定位 MA、毛细血管无灌注区域、区分侧支循环、评价药物及激光疗效 |
| B超 | ·超声检查是一项极有价值的诊断工具，可评估视网膜解剖、玻璃体积血等，对于具备透明屈光介抽眼，OCT 更为适宜 |

**彩插 4　眼科检查和辅助检查及其相应意义（见正文第 036 页）**

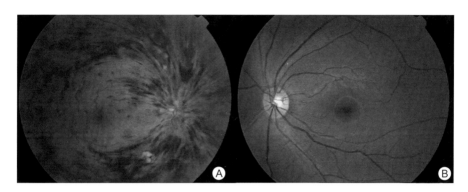

**彩插 5　彩色眼底照相显示（见正文第 064 页）**

注：A：右眼视网膜火焰状出血；B：左眼无明显异常。右眼 OCT 黄斑中央厚度：221μm。

2013.08.07，BCVA：0.2　　　　2018.04.23，BCVA：1.0

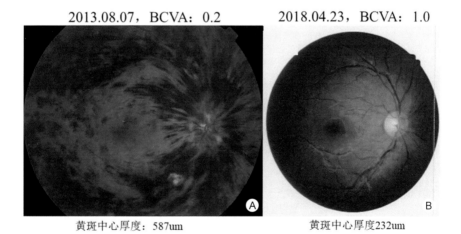

黄斑中心厚度：587um　　　　　黄斑中心厚度232um

**彩插 6　彩色眼底照相（见正文第 065 页）**

注：A：显示右眼视网膜出血较前明显增多；B：显示经抗 VEGF 治疗后，视网膜出血基本吸收，黄斑中心反光可见。

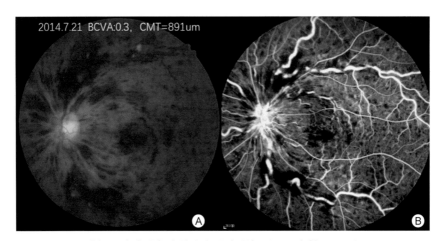

**彩插 7　患者眼部查体彩色眼底照相（见正文第 067 页）**

注：A：彩色眼底照相显示左眼视网膜火焰状出血；B：FFA 清晰显示静脉迂曲增粗，视盘强荧光及视网膜荧光遮蔽。黄斑区拱环不完整。

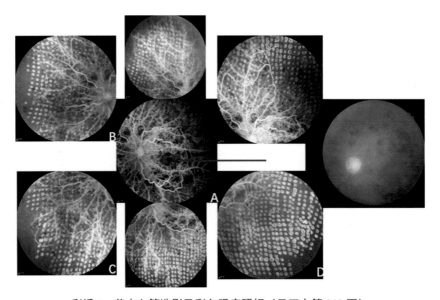

**彩插 8　荧光血管造影及彩色眼底照相（见正文第 068 页）**

注：左图为 FFA 拼图，黄斑中心（红箭头所示）及周边缺血区明显扩大（位置 A），B、C、D 三个位置显示大量的周边无灌注区，由于造影角度所限，上方及颞上方看到明显 NP 区。右图为彩色眼底照相，显示视盘萎缩变白，视网膜仍有大量新鲜出血。

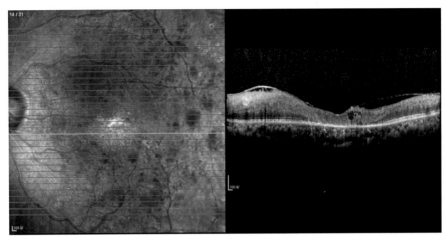

**彩插 9　OCT 显示（见正文第 069 页）**

注：内层视网膜凹陷，存有低反射区域（变性囊样水肿）；黄斑中心外界膜与椭圆体层消失。RPE 下高反射区，代表 RPE 萎缩，提示此例患眼视力预后不良（BCVA：0.06）。

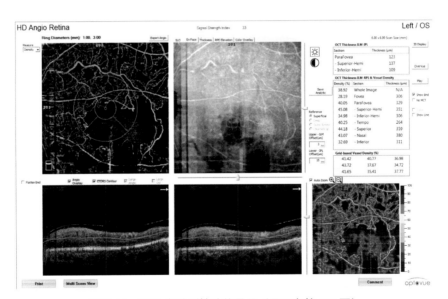

**彩插 10　OCTA 自动测算功能显示（见正文第 070 页）**

注：精准计算黄斑区 NP 区面积及位置，以便于随访比较。

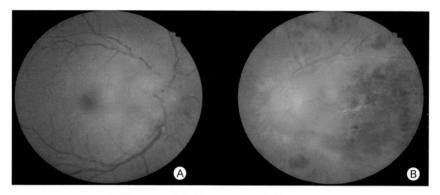

**彩插 11　眼底彩照显示（见正文第 072 页）**

注：A：彩色眼底照相显示右眼视盘水肿，边界不清。静脉轻度迂曲增粗，后极部乳斑束区域水肿，色泽苍白；B：显示视盘水肿及视网膜出血更为明显，黄斑区受到累及，可见硬渗。

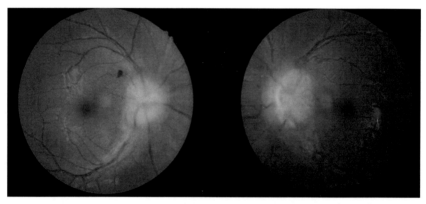

**彩插 12　双眼视盘充血水肿，视网膜少量出血（见正文第 076 页）**

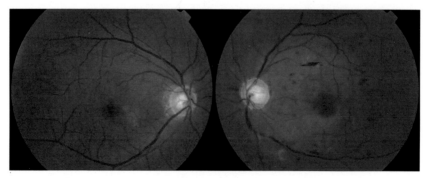

**彩插 13　左眼视网膜多处圆形出血斑，黄斑上方可见一条状出血**

**（见正文第 080 页）**